Amruta Chandra

Maxillectomia e reconstrução com implantes

Amruta Chandra

Maxillectomia e reconstrução com implantes

Um guia para maxillectomia e reconstrução.

ScienciaScripts

Imprint

Any brand names and product names mentioned in this book are subject to trademark, brand or patent protection and are trademarks or registered trademarks of their respective holders. The use of brand names, product names, common names, trade names, product descriptions etc. even without a particular marking in this work is in no way to be construed to mean that such names may be regarded as unrestricted in respect of trademark and brand protection legislation and could thus be used by anyone.

Cover image: www.ingimage.com

This book is a translation from the original published under ISBN 978-620-8-22529-2.

Publisher:
Sciencia Scripts
is a trademark of
Dodo Books Indian Ocean Ltd. and OmniScriptum S.R.L publishing group

120 High Road, East Finchley, London, N2 9ED, United Kingdom
Str. Armeneasca 28/1, office 1, Chisinau MD-2012, Republic of Moldova, Europe
Printed at: see last page
ISBN: 978-620-0-08451-4

ÍNDICE DE CONTEÚDO

INTRODUÇÃO

Foi sugerido que somos o que fazemos repetidamente, e a excelência, então, não é um ato mas um hábito.[1] Isto é irreconciliável com a noção de Heráclito de Éfeso de que a mudança é a única constante.[2] Os cirurgiões devem possuir uma dualidade de natureza que, por um lado, abraça o hábito para obter resultados consistentes no teatro cirúrgico e, por outro, permite a ingenuidade para resolver desafios imediatos. Uma abordagem puramente gradual à cirurgia produziria resultados devastadores quando a biologia não seguisse as regras. Esta série fornece informações sobre os avanços tecnológicos que podem tornar-se prática de rotina nos próximos anos.[3]

ANATOMIA DO MAXILAR

O sucesso da reabilitação oral e dos procedimentos cirúrgicos de intervenção relacionados com a implantologia oral depende de um conhecimento e compreensão aprofundados da anatomia da cabeça e do pescoço. As estruturas anatómicas da região da cabeça e do pescoço são numerosas e densamente compactadas num volume relativamente pequeno. Estes órgãos foram concebidos para servir vários sistemas, como o mastigatório, olfativo, lacrimal, visual, entre outros. A sobreposição destes sistemas, no entanto, torna quase impossível traçar linhas de demarcação claras entre eles. [4]

Embriologia

O desenvolvimento maxilofacial começa na quarta semana de gestação com a formação das cinco proeminências faciais em torno do estomodeu, a boca primordial e o centro topográfico da face durante o desenvolvimento embrionário. O primeiro arco faríngeo e as células da crista neural contribuem para formar as cinco proeminências faciais: maxilar emparelhado, mandibular emparelhado e proeminência frontonasal. O estomodeu é demarcado cranialmente pela proeminência frontonasal, lateralmente pela proeminência maxilar e inferolateralmente pela proeminência mandibular. As proeminências maxilares dão origem ao palato secundário, à maior parte da maxila e ao lábio superior lateral.

No final da quarta semana, a metade inferior da proeminência frontonasal dá origem aos placódios nasais, que se dividem em processos nasais laterais e mediais emparelhados, com o sulco nasal dividindo-os. No final da sexta semana, os processos nasais mediais fundem-se para formar o filtro e, no final da oitava semana, fundem-se com ambos os processos maxilares para formar o segmento intermaxilar, formando o lábio superior e o palato primário. Especificamente, o palato primário se forma a partir de uma estrutura profunda do segmento intermaxilar conhecida como processo palatino mediano. Os processos nasais laterais formam as asas nasais. O palato secundário começa a desenvolver-se durante a 6ª semana de desenvolvimento. As protuberâncias do processo maxilar, denominadas prateleiras palatinas, crescem verticalmente em ambos os lados da língua. Durante a sétima semana, à medida que a mandíbula se alonga e a língua desce, as prateleiras palatinas adquirem uma posição horizontal. As prateleiras fundem-se então na linha média para formar o palato secundário e fundem-se anteriormente ao palato primário e ao septo nasal, seguindo-se a substituição do mesênquima palatino por músculo e osso que correspondem ao palato duro e ao palato mole. No ponto central de fusão entre o palato primário e o secundário, forma-se o canal nasopalatino, que posteriormente se transforma no canal incisivo. A fusão do palato completa-se por volta da décima semana e forma-se completamente por volta da décima segunda semana de desenvolvimento embrionário.

OSSOS:

Cada maxila é composta por dois ossos, a maxila propriamente dita e a pré-maxila, que se fundem durante o último trimestre do desenvolvimento fetal (Figura 1.1). A sutura incisiva que liga a maxila propriamente dita e a pré-maxila está localizada na superfície inferior do palato duro e torna-se obliterada em graus variáveis durante a meia-idade. Dois maxilares formam todo o maxilar superior e a maior parte da face média. A ocupação maxilar da parte central do esqueleto facial envolve as cavidades oral, nasal e orbital, e sua articulação com os ossos etmoide, frontal, lacrimal, nasal, concha nasal inferior, vômer, palatino e maxila oposta[4].

O seu corpo oco, de forma piramidal, inclui quatro processos que irradiam do maxilar em direcções correspondentes às linhas de reforço do viscerocrânio.

O processo frontal longo ascende entre os ossos lacrimal e nasal para se articular com o osso frontal através da sutura frontomaxilar. O processo zigomático curto progride lateralmente e articula-se com o processo maxilar do osso zigomático através da sutura zigomaticomaxilar. A crista na face inferior do processo zigomático separa as concavidades anterior e posterior: a primeira continua até à superfície anterolateral do corpo do maxilar, enquanto a segunda termina em frente à fossa infratemporal. O processo alveolar (Figura 1) desce da superfície anterolateral e posterior do corpo da maxila. Suporta os dentes e torna-se gradualmente mais largo na direção posterior. O processo alveolar é composto por uma placa cortical externa e uma interna, e uma quantidade considerável de tecido ósseo trabecular é ensanduichada entre elas. Posteriormente, as placas corticais estão unidas. A borda inferior do processo alveolar é profundamente sulcada, e as placas corticais são interligadas por septos interalveolares perpendiculares, que dividem o sulco em oito alvéolos na maxila adulta. Nos três alvéolos posteriores/distais, os septos inter-radiculares separam-se entre as raízes individuais em dentes multirradiculares. O septo inter-radical do alvéolo do primeiro pré-molar é paralelo às placas alveolares/corticais. A configuração e o tamanho das raízes determinam a morfologia do alvéolo. A extração de dentes provoca a reabsorção gradual do alvéolo. O processo palatino origina-se da borda entre os dois terços anteriores da maxila e seu processo alveolar[4]. Projeta-se medialmente para encontrar seu processo palatino companheiro na sutura intermaxilar. A borda posterior do processo palatino conecta-se com o processo horizontal do osso palatino na sutura palatina transversa. A placa horizontal do processo palatino forma um ângulo reto com o aspeto posterior do processo alveolar. O ângulo é mal definido anteriormente, e a superfície oral do processo palatino inclina-se para baixo neste ponto. A superfície inferior côncava e rugosa do processo palatino proporciona uma fixação firme da mucosa mastigatória. Os dois processos palatinos têm uma elevação ao longo da sutura intermaxilar, que forma a crista nasal para fixação do osso vômer. A parte anterior proeminente da crista nasal (a "espinha incisiva") é o local de fixação do septo nasal cartilaginoso. O canal nasopalatino atravessa o palato logo após a espinha incisiva.[5]

O canal nasopalatino é geralmente descrito como um canal em forma de Y que começa em dois forames de Stenson na superfície nasal de ambos os processos palatinos e termina inferiormente como uma única abertura no teto oral na parte inferior da fossa incisiva, imediatamente posterior aos incisivos centrais. Embora dominante, esta disposição está presente em apenas menos de 50% da população. O canal nasopalatino pode conter de um a quatro canais entre as aberturas superior e inferior[8]. No interior do canal nasopalatino, o nervo nasopalatino comunica-se com o nervo palatino maior, e a artéria palatina maior (descendente) anastomosa-se com o ramo septal posterior da artéria esfenopalatina[4].

O corpo maxilar oco tem uma forma piramidal. O ápice da pirâmide projecta-se lateralmente e continua até à base do processo zigomático. A base (superfície medial) do corpo maxilar contribui para a parede lateral da cavidade nasal. A porção póstero-superior da superfície medial da maxila desarticulada tem uma grande abertura (o hiato maxilar), que conecta o seio maxilar com a cavidade nasal.[4] O sulco palatino maior desce em direção à borda posterior do processo palatino ao longo da borda posterior da parede maxilar medial. Outro sulco palatino maior está presente na lâmina perpendicular do osso palatino adjacente. Quando estes dois ossos se articulam um com o outro, os seus sulcos formam um canal para os vasos e nervo palatinos maiores. O sulco lacrimal está localizado anteriormente ao hiato maxilar. Quando o osso lacrimal e a concha nasal inferior se articulam com a maxila, o sulco é convertido num canal que contém um ducto nasolacrimal. A partir do sulco lacrimal, a crista conchal desce obliquamente em direção ântero-inferior para finalmente se articular com a concha nasal inferior[9].

A face superior da pirâmide maxilar está voltada para a órbita e forma uma parte considerável do assoalho orbital (Figura 2). Três ossos se articulam com a borda medial da superfície orbital da maxila. São eles (no sentido ântero-posterior) os ossos lacrimal e etmoidal e o processo orbital do osso palatino. A fissura orbital inferior separa o bordo posterior da parede superior da asa maior do osso esfenoide. O sulco infraorbitário, que contém o feixe neurovascular infraorbitário, começa no ponto médio da borda posterior. A superfície anterolateral ou malar é separada da superfície posterolateral por uma crista curva que desce do processo zigomático em direção ao primeiro dente molar. A borda medial da superfície malar forma as bordas lateral e inferior da abertura piriforme. Existem várias fossas e elevações na superfície anterolateral. Estas são produzidas pelas raízes dos dentes. O forame infra-orbital está localizado na parte superior e mais profunda da fossa canina, cerca de 6 mm abaixo da margem infra-orbital.[6]

A fossa canina é a depressão situada lateralmente à eminência canina, que é formada pela cavidade do dente canino. A eminência canina separa a fossa canina lateralmente e a fossa incisiva medialmente a ela (Figura 3). Vários músculos mímicos, incluindo o depressor do septo, o nasal e o elevador do ângulo do nariz, que estão associados aos movimentos dos lábios e da parte externa do nariz, originam-se da superfície anterior da maxila. A superfície convexa póstero-lateral ou infratemporal do corpo maxilar (Figura 4) forma uma parede anterior da fossa infratemporal. A parte póstero-inferior do corpo do maxilar, a tuberosidade maxilar, articula-se com o processo piramidal do osso palatino e, ocasionalmente, com a parte inferior da placa pterigoide lateral do osso esfenoide. A tuberosidade maxilar está associada aos dentes molares superiores e pode ser fracturada durante a extração de um dente molar. [4]

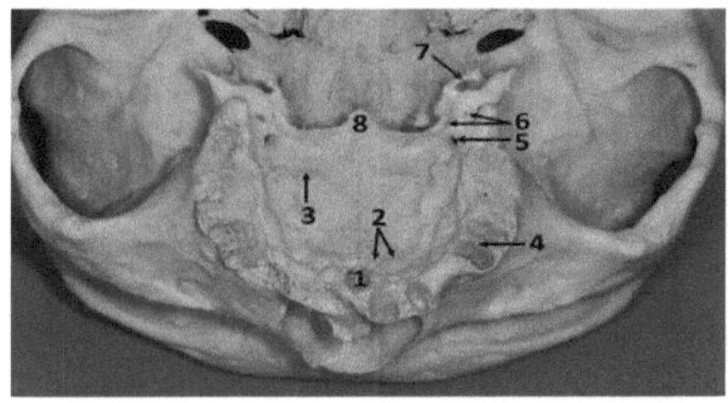

Figura 1 Palato duro (vista inferior). 1 - Forame incisivo, 2 - sutura incisiva, 3 - sutura palatina transversa, 4 - septo interalveolar, 5 - forame palatino maior, 6 - forame palatino menor, 7 - hamulus pterygoidei, 8 - espinha nasal posterior.

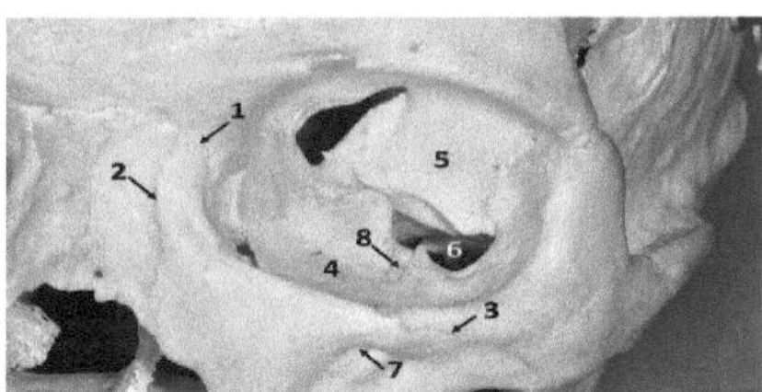

Figura 2 Órbita (vista anterior). 1 - sutura frontomaxilar, 2 - sutura nasomaxilar, 3 - sutura zigomaticomaxilar, 4 - superfície superior do corpo do maxilar, 5 - asa maior do osso esfenoide, 6 - fissura infra-orbital, 7 - forame infra-orbital, 8 - sulco infra-orbital.

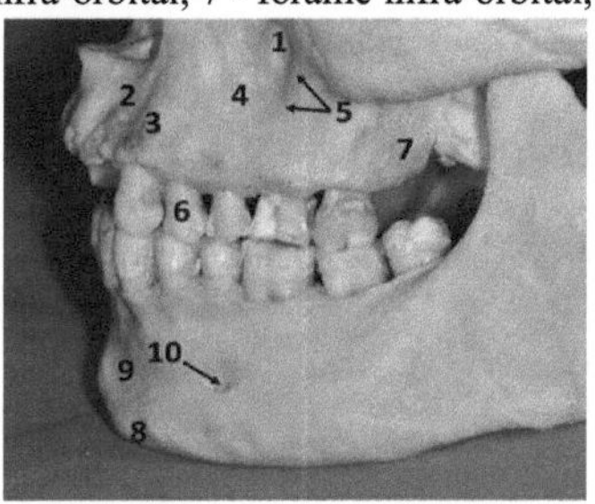

Figura 3 Maxila e mandíbula (vista lateral). 1 - Forame infra-orbital, 2 - fossa incisiva, 3 - eminência canina, 4 - fossa canina, 5 - crista entre a superfície maxilar ântero-lateral e póstero-lateral, 6 - 1º dente molar superior, 7 - tubérculo da maxila, 8 - tubérculo mental, 9 - fossa mental, 10 - forame mental.

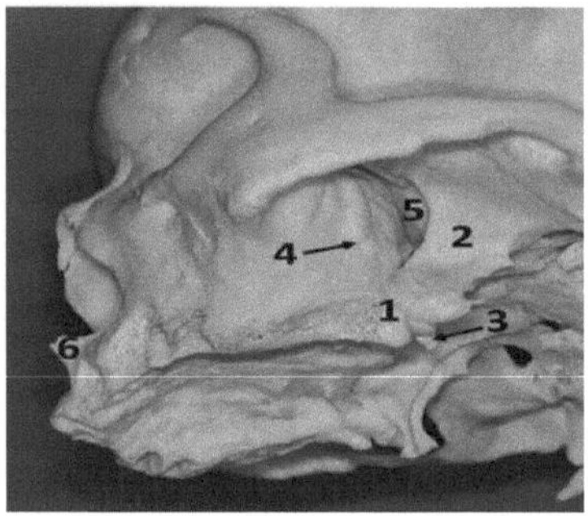

Figura 4 Aspeto póstero-lateral da maxila. 1 - tuberosidade maxilar, 2 - placa pterigóidea lateral, 3 - processo piramidal do osso palatino, 4 - entrada no canal alveolar superior posterior, 5 - fossa pterigopalatina, 6 - espinha nasal anterior.

Fornecimento de sangue e linfáticos

O suprimento sanguíneo para a maxila é feito através de ramos da artéria maxilar. A artéria maxilar é um ramo terminal da artéria carótida externa; origina-se posteriormente à porção superior do ramo mandibular, corre anteriormente no lado interno do ramo mandibular e entra na fossa pterigopalatina para terminar com a artéria pterigopalatina. Tem três segmentos principais: mandibular, pterigoide e pterigopalatino, de proximal a distal, respetivamente.

O segmento pterigopalatino é o principal suprimento sanguíneo da região maxilar. O segmento pterigopalatino está em estreita relação com a fossa pterigopalatina, de onde se ramifica em cinco vasos: artéria alveolar superior posterior (AASP), artéria infra-orbital (AIO), artéria palatina maior (APG), artéria esfenopalatina (AESP) e artéria vidiana (AV).A VA é um ramo recorrente e segue posteriormente para entrar no canal de Vidian, fornecendo a mucosa da fossa pterigopalatina e da cavidade nasofaríngea.

O PSAA corre em direção ao processo zigomático e tem uma curva proeminente na sua superfície interna e segue em direção à tuberosidade maxilar com ramos que irrigam os molares e pré-molares superiores. O IOA corre ao longo da parede posterior do seio maxilar e entra na fissura orbital inferior e entra no canal infra-orbital, fornecendo o saco lacrimal, os incisivos superiores, os caninos e a membrana mucosa do seio maxilar. O GPA emerge próximo ao PSAA e desce pelo canal palatino maior para sair pelo forame palatino maior e suprir o palato duro. O SPA é o ramo terminal do segmento pterigopalatino. Entra na cavidade nasal posterior aos cornetos nasais para irrigar o septo nasal e os cornetos. O ramo septal posterior do SPA atravessa o canal incisivo para formar uma anastomose com o GPA. A PSAA, a IOA, a GPA e a SPA irrigam as paredes e a mucosa do seio maxilar. 7

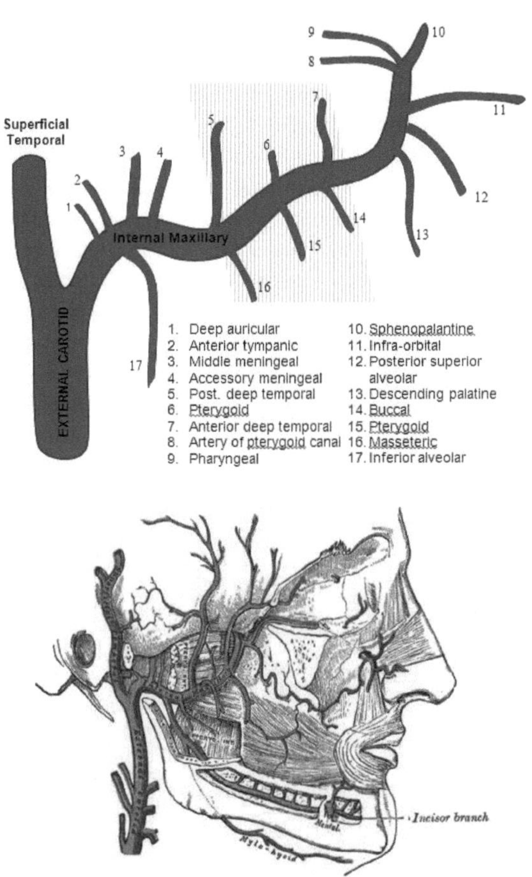

Nervos

A inervação da maxila é efectuada através do nervo maxilar (V2). O V2 constitui o segundo ramo do nervo trigémeo, o quinto e maior nervo craniano. Tem a sua origem no gânglio trigémeo e serve, principalmente, como um nervo sensorial. Sai pelo forame redondo para entrar na fossa pterigopalatina, onde dá origem a vários ramos. A inervação sensorial das estruturas maxilares é fornecida por várias estruturas, incluindo o gânglio esfenopalatino, os nervos infraorbitário (ION), alveolar superior posterior (PSA), alveolar superior médio (MSA), alveolar superior anterior (ASA), palatino (PN) e nasopalatino (NPN). [7]

O NIO é uma extensão direta do nervo maxilar. Percorre anteriormente o canal infraorbitário, onde surgem o RAS médio e o RAS anterior, além de emitir ramos para inervar as paredes superior e medial do seio maxilar. Por fim, sai pelo forame infra-orbital, emitindo ramos que fornecem inervação sensorial à pálpebra inferior, ao nariz, à bochecha e ao lábio superior. [10]

Existem três nervos alveolares superiores: PSA, MSA E ASA. O PSA emerge na fossa pterigopalatina antes de V2 entrar no canal infra-orbital. Desce sobre a tuberosidade maxilar e penetra no canal alveolar inferior na superfície maxilar infratemporal, fornecendo inervação aos molares e à parede posterior do seio maxilar, além de emitir ramos que se unem ao MSA e ao ASA para formar o plexo alveolar. O MSA ramifica-se do ION durante o seu trajeto através do canal infra-orbital e percorre a parede póstero-lateral do seio maxilar para inervar os pré-molares e contribuir para a inervação da parede posterior do seio maxilar. O ASA surge do terço anterior do NIO e segue inferiormente na parede anterior do maxilar para inervar a parede nasal lateral, os incisivos superiores e a parede anterior do seio maxilar. [7]

O NP é um ramo do gânglio esfenopalatino e divide-se nos nervos palatino maior (NGP) e palatino menor (NPL). O NGP é o ramo anterior do nervo palatino. Sai através do forame palatino maior oposto ao terceiro molar e corre no palato duro inferior para inervar o palato duro e a gengiva palatina. Além disso, o NGP fornece inervação para a parede inferior e o óstio do seio maxilar. [7]

O último ramo envolvido na inervação das estruturas maxilares é o nervo nasopalatino (NPN). O NPN é um ramo do gânglio esfenopalatino. Começa seu curso entrando na cavidade nasal através do forame esfenopalatino, corre ao longo do teto da cavidade nasal fornecendo inervação ao teto nasal e ao septo. Posteriormente, desce ao longo do septo nasal para entrar no canal de Stensen e percorrer o canal incisivo para emergir no palato duro através do forame incisivo.[7]

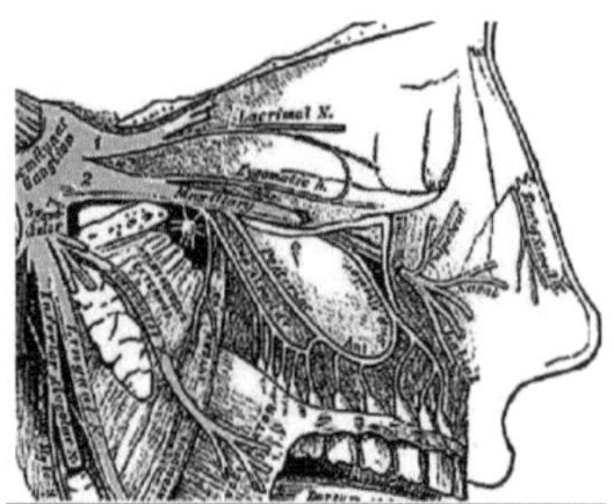

Músculos

Os músculos do terço médio da face incluem o nasal, o levantador dos lábios superiores alados (LLSAN), o levantador dos lábios superiores (LLS), o zigomático menor, o zigomático maior, o levantador dos ângulos da boca (LAO), o bucinador e o orbicular da boca. Apenas os nervos nasal, LLSAN, LLS e LAO têm a sua origem na maxila. O nervo facial inerva todos os músculos do terço médio da face.[7]

O músculo nasal tem sua origem na maxila e na parede lateral do nariz e envia fibras sobre o dorso nasal para encontrar o músculo contralateral. A sua contração abre as narinas durante a inspiração profunda.[4]

O LLSAN tem a sua origem no processo frontal superior da maxila e estende-se inferiormente até ao orbicularis oris. A sua função é everter o lábio, dilatar a asa nasal e aprofundar o sulco nasolabial. [7]

O LLS origina-se na margem orbital inferior, perto do forame infra-orbital, e insere-se no orbicularis oris. A sua contração everte o lábio superior e aprofunda o sulco nasolabial.

O LAO tem origem na fossa canina e insere-se no deslizamento muscular da comissura lateral, também conhecido como modíolo. Funciona movendo a comissura oral, contribui para

o sorriso e para o movimento do sulco nasolabial. [7]
Imagem cortesia: Artzi Z, editor. Aumento ósseo por região anatómica: técnicas e tomada de decisão. John Wiley & Sons; 2020 Jul 13.
Fagan J. OPEN ACCESS ATLAS OF OTOLARYNGOLOGY, HEAD & NECK OPERATIVE SURGERY.

CLASSIFICAÇÃO DA MAXILLECTOMIA

O termo genérico "maxilectomia" é atualmente utilizado para descrever uma variedade de procedimentos cirúrgicos realizados como tratamento para um amplo espetro de processos neoplásicos envolvendo diversos locais anatómicos. Adjectivos como limitada, parcial, medial, subtotal, total, radical e alargada são normalmente adicionados para delinear a extensão da operação. Infelizmente, reina a confusão, pois não existe uma nomenclatura padronizada.

Nenhum sistema de classificação descreveu com precisão o defeito da maxilectomia, com base em critérios que satisfaçam as necessidades cirúrgicas e protéticas. Os 6 critérios identificados nesta revisão sistemática para uma descrição universal de um defeito de maxilectomia são:

1) estado dentário;

2) estado da comunicação oroantral/nasal;

3) envolvimento do palato mole e de outras estruturas contíguas;

4) extensão superior-inferior;

5) extensão anterior-posterior; e

6) extensão medial-lateral do defeito.

Uma descrição baseada em critérios parece mais objetiva e passível de utilização universal do que uma descrição baseada em classificações[11].

Atualmente, não existe uma classificação amplamente aceite para o defeito da maxilectomia, adequada para cirurgiões e protésicos. É necessária uma classificação aceitável que descreva o defeito e indique o provável resultado funcional e estético. [11]

HISTÓRIA

A literatura contém muito pouco sobre a história da maxilectomia. Em seu estudo sobre o tratamento de tumores malignos da região maxilo-etmoidal, publicado em 1933, Ohngren incluiu uma revisão histórica abrangente. Ele apontou que as primeiras descrições não distinguiam "tumores" que surgiam na cavidade nasal daqueles que surgiam na maxila. Além disso, foi só no século XVIII que a microscopia e a nossa compreensão da patologia progrediram ao ponto de os relatórios distinguirem com precisão entre tumores malignos e outras condições não neoplásicas.Ohngren, é claro, é bem reconhecido pela sua grande contribuição para a classificação dos tumores antrais ao propor a linha que separa os "tumores topograficamente mais benignos [anterior-inferior] daqueles de carácter mais maligno [superior-posterior]". É interessante lembrar que ele não tinha interesse na ressecção, mas era um forte defensor do tratamento com eletrocirurgia e irradiação. De facto, a sua antipatia em relação à cirurgia radical quase parecia ser um reflexo dos pontos de vista de Galeno, que ele citou como afirmando que a ulceração era sempre incurável e não devia ser tratada localmente com medidas rigorosas, porque estas apenas agravavam a condição. [12]

Myhre e Michaels atribuem um dos primeiros registos de maxilectomia a Liston, em 1841.[2] O seu relatório inclui fotografias de uma peça de maxilectomia total de um homem de 21 anos de idade, a quem foi removido com sucesso um angiofibroma no University College Hospital, em Londres, 5 anos antes de a anestesia com éter estar disponível. A busca de precedentes históricos levou os autores à exaustiva revisão de Roux sobre a história da cirurgia maxilar, publicada em 1854. Diz-se que Dupuytren e Gensoul realizaram maxilectomias totais já em 1820 e 1824, respetivamente, mas não há informações sobre a extensão das operações ou as condições tratadas. [12]

Sem dúvida, a mais famosa das maxilectomias foi a realizada no Presidente Grover Cleveland a bordo do iate Oneida, enquanto este navegava pelo East River na manhã de 1 de julho de 1893. Foi removido um carcinoma escamoso verrucoso, que permaneceu livre de tumores até à sua morte por doença cardio-pulmonar 15 anos mais tarde. [12]

CLASSIFICAÇÃO DOS DEFEITOS MAXILARES

Aramany (1978)[13] :

I- O defeito encontra-se ao longo da linha média do maxilar com os dentes mantidos de um lado

II- Defeito unilateral com dentes anteriores retidos no lado contra-lateral

III- Defeito palatal que ocorre na porção central do palato duro

IV- O defeito atravessa a linha média com poucos dentes posteriores do outro lado em linha reta.

V- O defeito é bilateral e situa-se posteriormente aos dentes do pilar

VI- O defeito é bilateral e situa-se anteriormente aos dentes do pilar

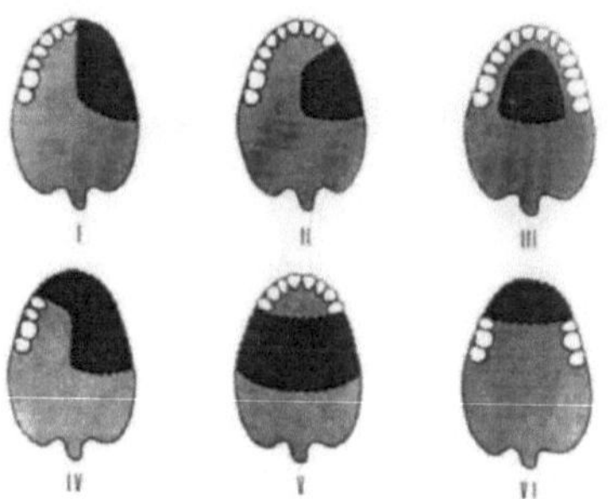

Figure 1: Aramany classification system for Maxillectomy defects. (Source: J Prosthet Dent. 1978; 40: 554-557).

Wells et al (1995) [14]

I- Perda apenas da pele do meio do rosto.

II- Maxillectomia parcial com palato completo e pavimento orbital.

III- Maxillectomia parcial com ressecção de parte do palato. O assoalho da órbita e o ligamento de Lockwood estão intactos
IV- Maxilectomia total com palatectomia com suporte orbital intacto

V- Maxillectomia total com palatectomia com perda de suporte orbital

Spiro et al (1996)[15] :

I- Maxillectomia limitada - remoção de uma parede do antro

II- Maxillectomia subtotal - remoção de pelo menos 2 paredes, incluindo o palato

III- Maxillectomia total - ressecção completa do maxilar

Umino et al (1998)[16] :

I- Confinado ao palato duro

a. ausência de comunicação entre as cavidades oral e nasal

b. comunicação entre a cavidade oral e a cavidade nasal unilateral

c. comunicação entre a cavidade oral e a cavidade nasal bilateral

II- Confinado à parte anterior do palato mole, para além do palato duro

a. comunicação entre a cavidade oral e a cavidade nasal unilateral

b. comunicação entre a cavidade oral e a cavidade nasal bilateral

Davison et al (1998)[17] :

I- Maxillectomia completa

II- Maxillectomia parcial (supraestrutura ou infraestrutura)

Brown et al (2000)[18] :

VERTICAL

I- Sem fístula oroantral

II- Maxilectomia baixa (ao nível dos seios nasais e da cavidade nasal, mas sem envolver o pavimento e o conteúdo da órbita)
III- Maxillectomia alta (envolvendo o conteúdo orbital com preservação do globo)

IV- Maxillectomia radical (inclui exenteração orbital com ou sem ressecção da base anterior do crânio)

HORIZONTAL

I- Ressecção alveolar e palatina unilateral inferior ou igual a metade

II- Ressecção alveolar e palatina bilateral

III- Ressecção alveolar e palatina total

Triana et al (2000)[19] :

I- Maxillectomia inferior ou parcial, incluindo defeitos do hemipalato e do arco anterior
II- Maxillectomia inferior ou parcial com defeitos subtotais ou totais do palato

III- Maxillectomia total com e sem exenteração orbital

Cordeiro et al (2000)[20] :

I- Limitada (1 ou 2 paredes do maxilar, excluindo o palato)

II- Sub-total (ressecção do arco maxilar, palato, paredes anterior e lateral com preservação do pavimento orbital)
IIIa- Total (ressecção de todas as 6 paredes da maxila com preservação do conteúdo orbital)
IIIb- Total (ressecção de todas as 6 paredes da maxila com exenteração orbital)
IV- Orbito-maxilectomia (ressecção do conteúdo orbital e das 5 paredes superiores da maxila, com preservação do palato)

Okay et al (2001)[21]:

Classe I a: Defeitos que envolvem o palato duro mas não o alvéolo dentário.

Classe I b: Defeitos que envolvem qualquer parte do alvéolo maxilar e da dentição posterior aos caninos ou que envolvem a pré-maxila.

Classe II: Defeitos que envolvem qualquer porção do alvéolo maxilar portador de dente, mas incluem apenas 1 canino. A margem anterior desses defeitos está dentro da pré-maxila. Também foram incluídos neste grupo os defeitos de palatectomia transversal anterior que envolviam menos de metade da superfície palatina.

Classe III: Defeitos que envolveram qualquer porção do alvéolo maxilar portador de dente e incluem ambos os caninos, defeitos de palatectomia total e palatectomia transversal anterior que envolveram mais de metade da superfície palatina

Subclasses f e z: A subclasse f inclui defeitos que envolvem o rebordo orbital inferior, enquanto a subclasse z tem defeitos que envolvem o corpo do osso zigomático.

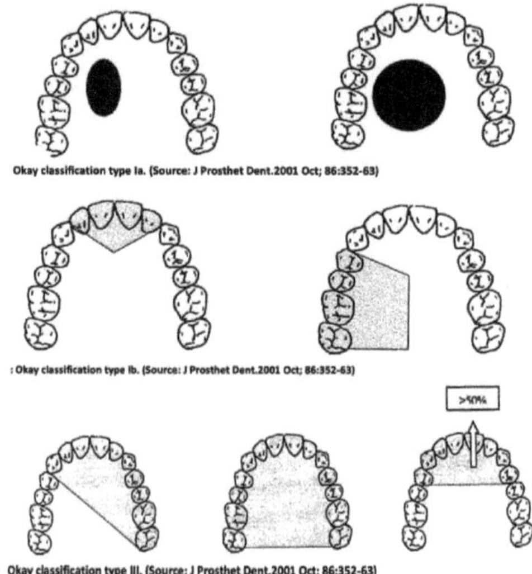

Yamamoto et al (2004)[22] :

I- Maxilectomia limitada e subtotal (ablação do pilar pterigomaxilar e do pilar nasomaxilar parcial)

II- Orbito-maxilectomia e maxilectomia orbitozigomática (ablação do contraforte zigomático-maxilar e do contraforte naso-maxilar parcial)

III- Maxilectomia total e alargada a defeitos de maxilectomia total (todos os 3 contrafortes são ablacionados)

Carrillo et al (2005)[23] :

I- Maxilectomia total (ressecção de 5 paredes do antro maxilar, tentando preservar o mais possível o pavimento da órbita)
IIa- Maxillectomia superior subtotal (ressecção de 4 paredes do antro com preservação do palato)
IIb- Maxillectomia inferior subtotal (ressecção de 4 paredes do antro preservando o pavimento da órbita)
III- Maxillectomia medial (ressecção da parede medial do antro com extensões variáveis do pavimento da órbita, bem como das células etmoidais; pode ser combinada com a ressecção do palato)

Futran et al (2006)[24] :

I- Defeitos palatais (pequenos defeitos que envolvem o rebordo alveolar, os dentes e a mucosa circundante com dentição adequada e sem fístula oroantral)

a. Maxillectomia inferior

b. Maxillectomia total sem exenteração orbital

c. Maxillectomia total com exenteração orbital

Rodriguez et al (2007)[25] :

I- Defeito dentoalveolar unilateral

II- Falta de rebordo orbital inferior para além do maxilar ipsilateral

III- Perda dentoalveolar maxilar bilateral

IV- Perda dentoalveolar maxilar bilateral e, pelo menos, um rebordo orbital

Brown et al (2010)[26] :

VERTICAL

I- A maxilectomia não provoca uma fístula oronasal

II- Maxillectomia sem envolvimento da órbita

III- Maxilectomia envolvendo os anexos orbitais com retenção orbital

IV- Maxilectomia com enucleação ou exenteração orbital

V- Defeito orbitomaxilar

VI- Defeito nasomaxilar HORIZONTAL
I- Defeito palatal apenas, sem envolver o alvéolo dentário

II- Menor ou igual a 1/2 unilateral

III- Menor ou igual a 1/2 bilateral ou transversal anterior

IV- Mais de 1/2 maxillectomia

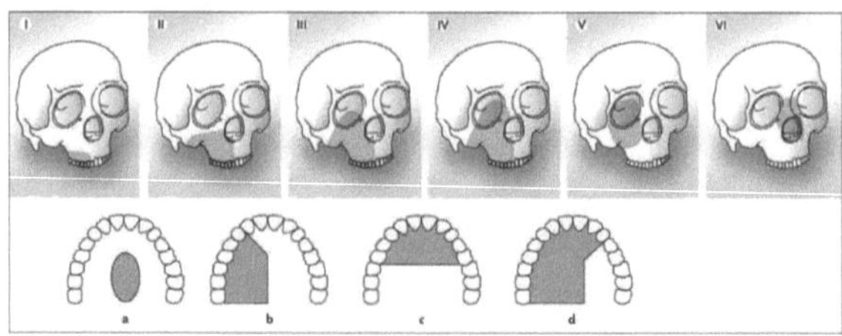

Algoritmo de reconstrução [27]**:**

Defeito de tipo I: O palato é preservado, por definição, nestes defeitos. A reconstrução com osso livre não vascularizado pode ser necessária para substituir o osso em áreas críticas, como a borda orbital ou o assoalho anterior da órbita. O defeito pode ser ainda mais obliterado com RFFF.

Defeito de tipo II: O RFFF pode ser utilizado para reconstruir o palato em falta. Um RFFF osteo-facio-cutâneo pode ser utilizado para reconstruir a maxila anterior, o que proporcionaria um bom suporte para o lábio.

Defeitos do tipo III a: Nestes defeitos, pode ser utilizado osso livre não vascularizado para reconstruir o pavimento orbital, enquanto o defeito remanescente pode ser obliterado utilizando o retalho Temporalis ou Rectus Abdominus. Cordeiro et al recomendaram que o enxerto ósseo deve ser colocado em "sanduíche" no retalho.

Defeito tipo III b: Trata-se de um defeito de grandes dimensões em que Cordeiro recomendou a utilização de um retalho Rectus Abdominus com pás de pele que pode ser utilizado para reconstruir o palato, a parede nasal ou a pele facial.

Defeito de tipo IV: Este é um defeito grande que tem a vantagem de ter o palato intacto. Nestes casos, é utilizado um retalho de grande volume, como o Rectus Abdominus, com ou sem retalho de pele para reconstruir o defeito.

Embora esta classificação seja simples de utilizar e contenha uma terminologia fácil, não aborda, na sua simplicidade, os defeitos que são compostos no seu conteúdo. Por exemplo, se a base do crânio, a pele facial ou o músculo adjacente forem removidos, não são mencionados nesta classificação. No entanto, esta classificação fornece uma orientação para a reconstrução com retalho nestes defeitos. Não menciona a reabilitação através de obturadores. [27]

MAXILLECTOMIA INFERIOR

Os tumores do palato duro e do alvéolo superior podem ser ressecados por maxillectomia inferior (Figura 1). A osteotomia Le Fort 1 também pode ser utilizada como abordagem para, por exemplo, angiofibromas e a nasofaringe.

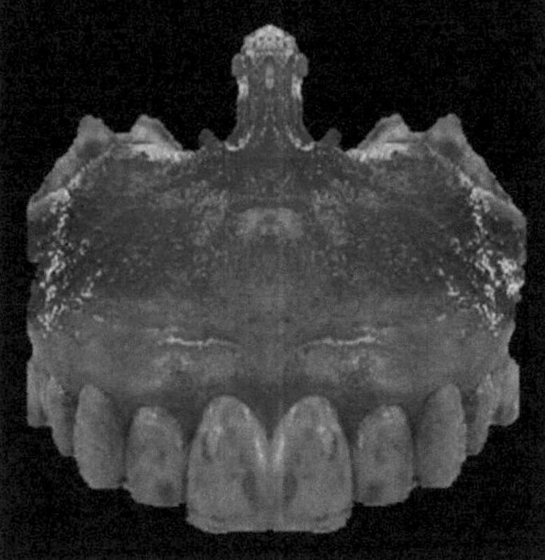

Figura 1: Maxillectomia inferior bilateral

Uma boa compreensão da anatomia tridimensional do maxilar e das estruturas circundantes é essencial para efetuar a operação com segurança. Daí a descrição pormenorizada da anatomia cirúrgica relevante que se segue.

Anatomia cirúrgica

Anatomia óssea

As figuras 2, 3 e 4 ilustram a anatomia óssea detalhada relevante para a maxilectomia. Os pontos de referência cirúrgicos críticos a serem observados incluem:

• O pavimento da fossa craniana anterior (fóvea etmoidal e placa cribriforme) corresponde aos forames etmoidais anterior e posterior localizados ao longo da linha de sutura fronto-etmoidal

• A proximidade (5-11mm) do forame etmoidal posterior e da artéria ao nervo ótico dentro do forame ótico A Figura 2 ilustra a anatomia óssea da parede lateral do nariz. O corneto inferior (concha) pode ser ressecado com a maxilectomia inferior, mas o corneto médio é preservado.

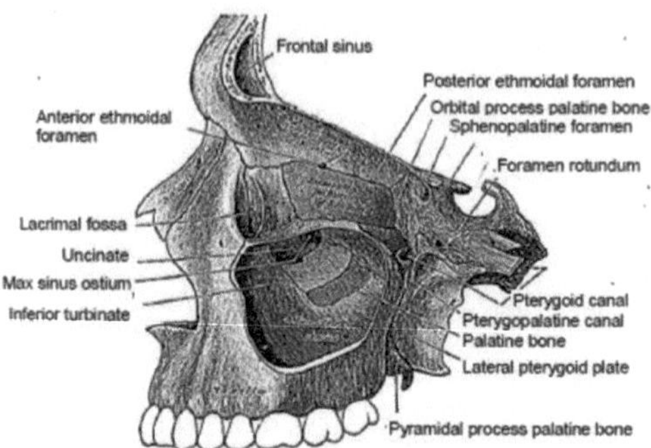

Figura 2: Vista lateral do maxilar com janelas cortadas nas paredes lateral e medial do seio maxilar

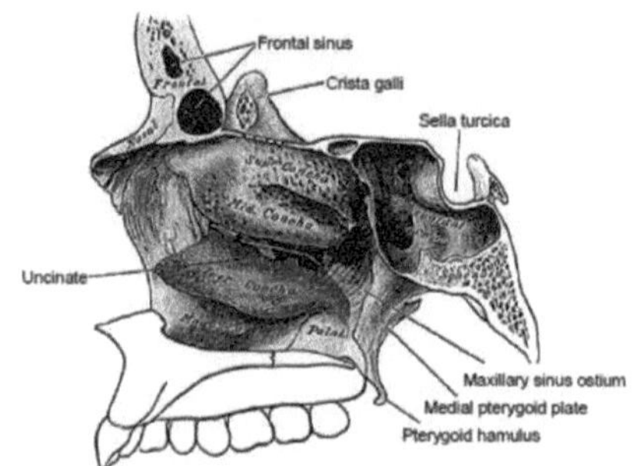

Figura 3: Anatomia óssea da parede lateral do nariz

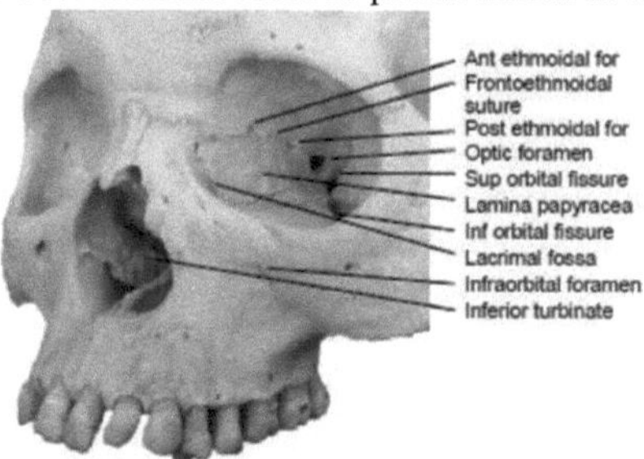

Figura 4: Anatomia óssea em cadáver

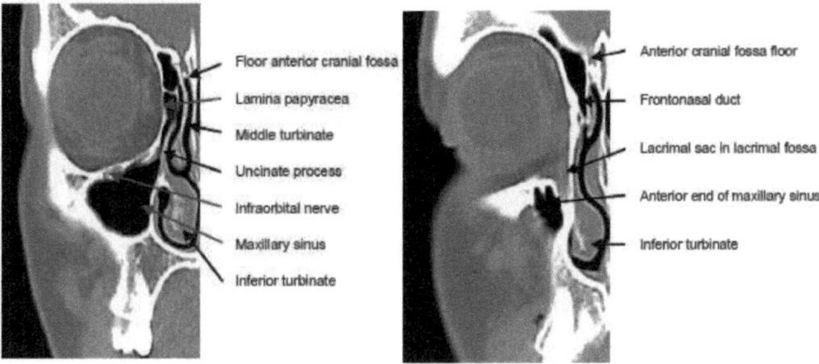

Figura 5: TC coronal através da fossa lacrimal.

Figura 6: Anatomia no plano coronal através dos etmóides anteriores a meio de uma maxillectomia

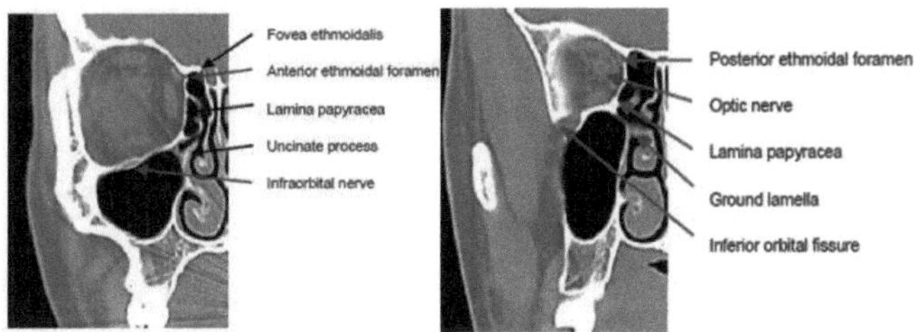

Figura 7: Posição do etmoidal anterior

Figura 8: Corte coronal através da artéria posterior onde ela passa pelo seu forame que etmóides demonstrando etmoidal posterior Está localizada na linha de sutura fronto-etmoidal. forame e nervo ótico.

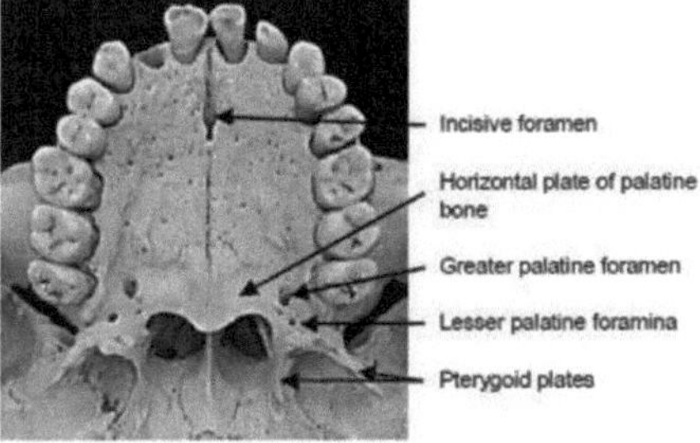

Figura 9: Anatomia da patata dura

Vasculatura

A compreensão do suprimento sanguíneo da maxila permite ao cirurgião antecipar quando e onde irá encontrar hemorragia, e planear a sequência da cirurgia para reservar as partes mais sangrentas da cirurgia para o fim, para minimizar a perda de sangue e evitar que o sangue obscureça o campo cirúrgico.

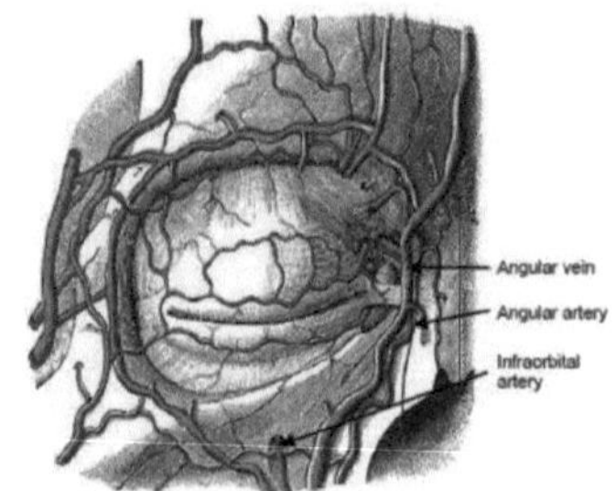

Figura 10: Vasculatura à volta da órbita

A única veia significativa encontrada durante a maxilectomia é a **veia angular** no canto medial.

O fornecimento de sangue arterial à maxila e aos seios paranasais tem origem nos sistemas das artérias carótidas externa e interna. Durante a maxilectomia inferior, pode-se esperar algum sangramento da artéria palatina descendente, que se origina da artéria maxilar na fossa pterigopalatina, passa inferiormente pelo canal pterigopalatino e emerge do forame palatino maior como artéria palatina maior para suprir o palato duro.

O fornecimento arterial relevante para a maxillectomia inferior é o seguinte:

A artéria maxilar externa/facial, um ramo da artéria carótida externa, percorre os tecidos moles da face e passa pelo canto medial como artéria angular.

• **A artéria maxilar interna**, um ramo da artéria carótida externa (Figuras 14), passa através da fissura pterigomaxilar para entrar na fossa pterigopalatina.

Os ramos da artéria maxilar interna de importância cirúrgica incluem:

• **Artéria palatina** maior (palatina descendente) Passa inferiormente da fossa pterigopalatina através do canal pterigopalatino e emerge do forame palatino maior do palato duro (Figura 12). Em seguida, corre anteriormente, medialmente ao alvéolo superior e entra no forame incisivo (Figura 12)

Artéria infra-orbital: percorre o assoalho da órbita/teto do antro no sulco infra-orbital e canal com o nervo infra-orbital e sai anteriormente do forame infra-orbital para suprir os tecidos moles sobrejacentes da face (Figuras 13 e 14)

• **Artéria esfenopalatina** (Figura 14): Entra na cavidade nasal através do forame esfenopalatino na parte posterior do meato superior

• **Artérias nasais laterais posteriores:** Originam-se da artéria esfenopalatina após passarem pelo forame esfenopalatino

• **Artéria septal posterior:** É um ramo da artéria esfenopalatina e atravessa a cavidade nasal posterior logo acima da coana posterior para terminar no septo nasal; um ramo desce num sulco no vômer para entrar no canal incisivo e anastomose com a artéria palatina maior.

Nervos

A **divisão maxilar do V** (V2) entra na fossa pterigopalatina através do forame redondo. O único ramo de importância cirúrgica é o **nervo infra-orbital**. Este percorre o assoalho da órbita/cobertura do antro para sair do forame infra-orbital

Maxillectomia inferior

A maxilectomia inferior é utilizada com tumores limitados ao palato e ao pavimento do seio maxilar e da cavidade nasal. Implica a ressecção do palato duro e pode incluir as paredes do seio maxilar, o pavimento nasal e o corneto inferior, mas poupa o pavimento orbital e os seios etmoidais.

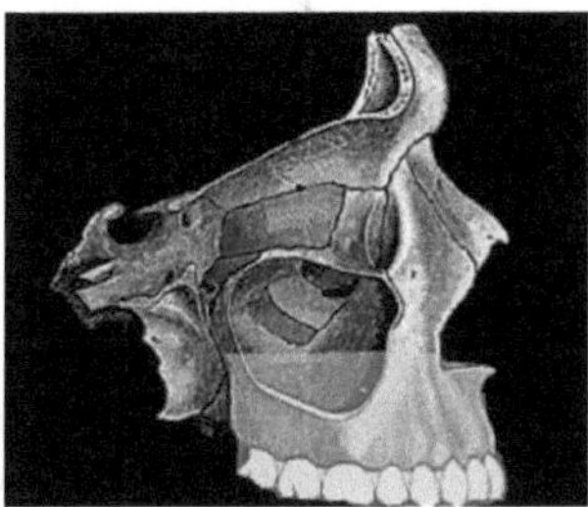

Figura 11: A área amarela indica a extensão da ressecção óssea da maxilectomia inferior

A tomografia computadorizada coronal é essencial para determinar a extensão superior de um tumor para determinar a adequação de uma maxillectomia inferior

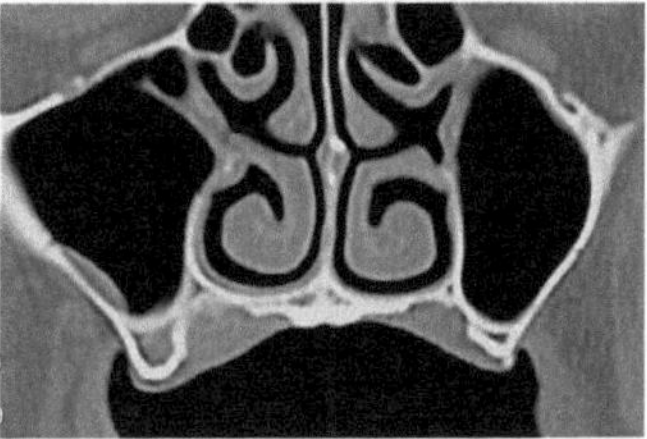

Figura 12: Carcinoma mucoepidermóide do palato duro adequado para maxillectomia inferior unilateral com preservação do corneto inferior e do septo nasal

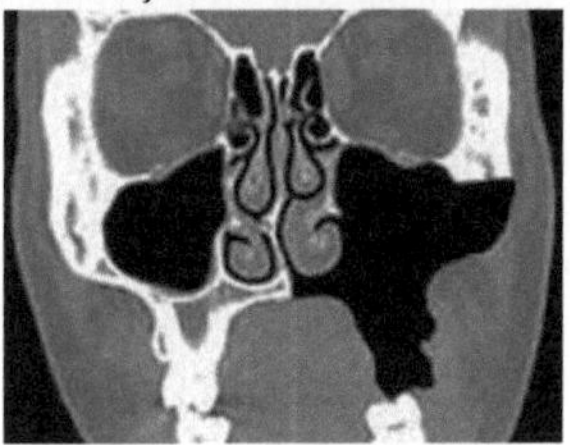

Figura 13: TC coronal demonstrando o osso removido com a maxilectomia inferior unilateral (corneto inferior intacto)

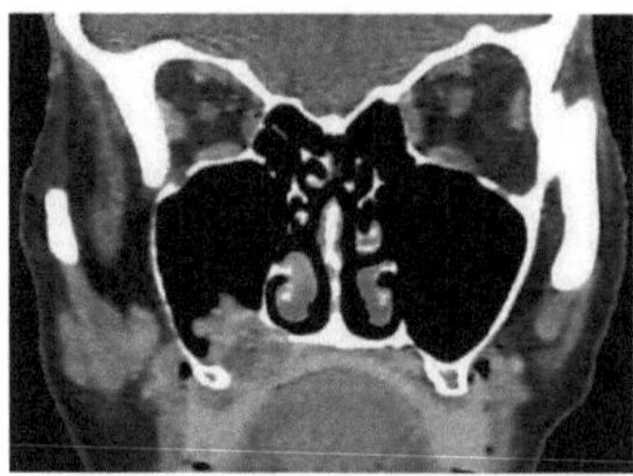

Figura 14: Carcinoma adenoide cístico do palato duro adequado para maxillectomia inferior, incluindo o corneto inferior

Passos cirúrgicos

A descrição que se segue refere-se a um tumor que requer a ressecção d e metade do palato duro. O consentimento pré-operatório inclui a discussão das incisões faciais, da potencial lesão do nervo infraorbitário, das opções reconstrutivas e da perda de dentição e da capacidade de usar próteses ou implantes dentários. É efectuada uma **traqueostomia** temporária para assegurar uma via aérea adequada, caso ocorra inchaço ou hemorragia dos tecidos moles. São administrados antibióticos de largo espetro no período perioperatório durante 24 horas. **A operação pode ser considerada em 3 fases: dissecção dos tecidos moles/exposição óssea; ressecção óssea; e encerramento/reconstrução.**

Dissecção de tecidos moles/exposição óssea

É importante **completar a dissecção dos tecidos moles e a exposição óssea antes de efetuar qualquer trabalho ósseo** para evitar uma perda excessiva de sangue.
• A maxilectomia inferior é efectuada através de uma **incisão sublabial** ou de uma **abordagem de desgloving médio-facial**
• Injeção **de anestésico local com vasoconstritor** ao longo das incisões previstas nas mucosas ou na pele
• A **mucosa sublabial** é incisada ao longo do sulco gengivobucal com electrocautério
• **Os tecidos moles da face** são elevados da face do maxilar utilizando

cautério ou um elevador, mantendo-se firme sobre o osso enquanto o faz

Expor toda a face do maxilar superior

• Parar a dissecção superiormente no forame infraorbitário, tendo o cuidado de preservar o nervo infraorbitário e de evitar hemorragias incómodas da artéria infra-orbitária

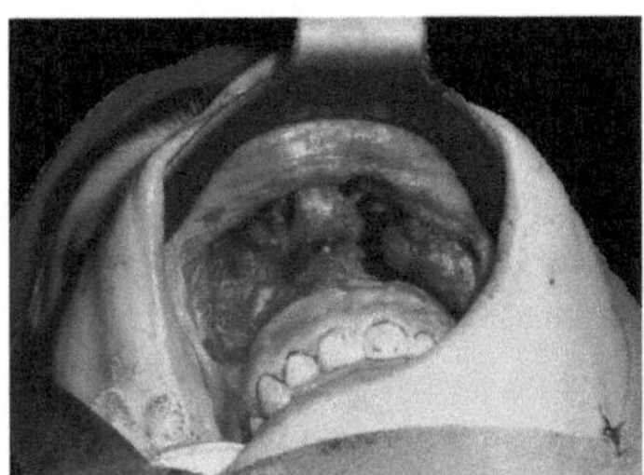

Fig. 15: Abordagem de degloving médio-facial

• Em seguida, libertar os tecidos moles medialmente a partir do osso até **à margem livre anterior da abertura nasal** com diatermia. Retrair a asa nasal e incisar a parede lateral do vestíbulo nasal para expor a cavidade nasal ipsilateral e o corneto inferior, tendo o cuidado de não ferir o corneto inferior ou o septo para evitar hemorragias

• Utilizando uma mordaça na boca para retrair a língua, visualizar os palatos duro e mole e o tumor. Identificar a tuberosidade maxilar e as espinhas ósseas das placas pterigóides imediatamente posteriores à tuberosidade. Utilizando electrocautério, incisar a mucosa do palato duro ao longo da margem de ressecção medial planeada e estender a incisão sublabial lateralmente à volta da tuberosidade maxilar e no sulco entre a tuberosidade e as placas pterigóides.

• Palpar e definir o bordo posterior do palato duro e dividir a ligação do palato mole ao palato duro com electrocautério, entrando assim na nasofaringe. Antecipar e coagular a hemorragia dos ramos das artérias palatinas maiores e menores.

Nesta altura, a dissecção dos tecidos moles está concluída

Ressecção óssea

• É efectuada uma **antrostomia** na face anterior do maxilar com um martelo e uma goiva ou uma broca, entrando no antro através do osso fino da fossa canina. Utiliza-se um punção ou um cortador de osso para remover osso suficiente da parede anterior do seio maxilar para avaliar a extensão do tumor no antro, mas tendo o cuidado de deixar uma margem de osso à volta do forame infraorbitário, de modo a proteger o nervo e a evitar hemorragias dos vasos infra-orbitários. Inspecionar o antro e determinar a extensão do tumor e planear os cortes ósseos subsequentes.

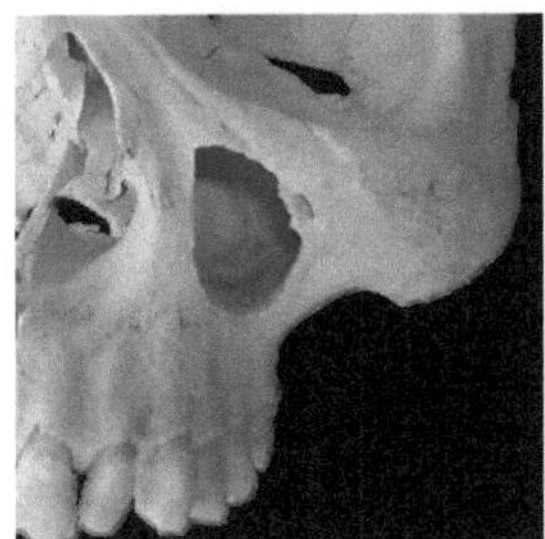

Fig. 16: Antrostomia

• A **maxilectomia inferior** pode agora ser efectuada com osteótomos afiados e/ou uma serra eléctrica. A extensão da ressecção óssea é adaptada ao tumor. **A sequência das osteotomias** é planeada de forma a reservar as hemorragias problemáticas para o final. A sequência pode ter de ser ajustada consoante a localização e a extensão do tumor. Efetuar uma osteotomia através da **parede** lateral **do seio maxilar** com um osteótomo, um cortador de osso ou uma serra eléctrica até à sua junção com a parede antral posterior

• Efetuar uma **osteotomia** através da parede medial anterior do seio maxilar até ao vestíbulo nasal com um osteótomo, um cortador de osso ou uma serra eléctrica.

• **Libertar as placas pterigóides** com um osteótomo curvo a partir da tuberosidade maxilar ao longo da linha vertical posterior

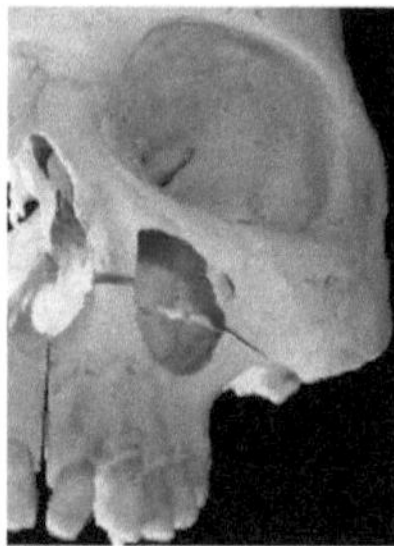

Fig. 17: Vista anterior das osteotomias

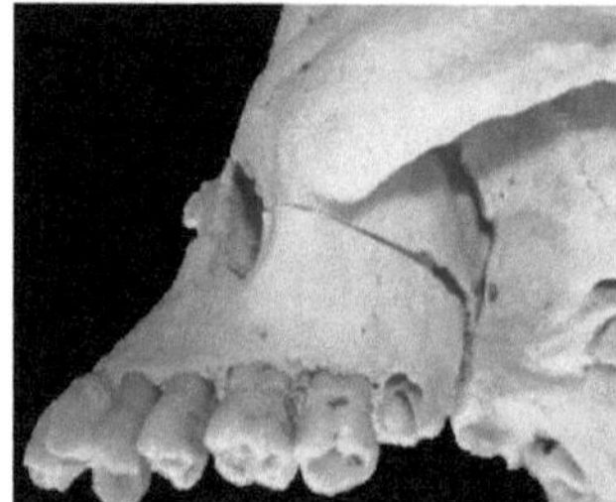

Fig. 18: Vista lateral das osteotomias, incluindo através da fissura pterigomaxilar

• Efetuar uma **osteotomia palatina** num plano sagital com um osteótomo ou uma serra, tendo o cuidado de não traumatizar e provocar hemorragia do corneto inferior e do septo nasal ao entrar na cavidade nasal.

• Se a ressecção palatina se estender através do pavimento da cavidade nasal ipsilateral, a **parede nasal lateral** tem de ser dividida paralelamente ao palato com uma tesoura ou um osteótomo. Da mesma forma, o **septo nasal** deve ser dividido se a ressecção se estender para além da linha média.

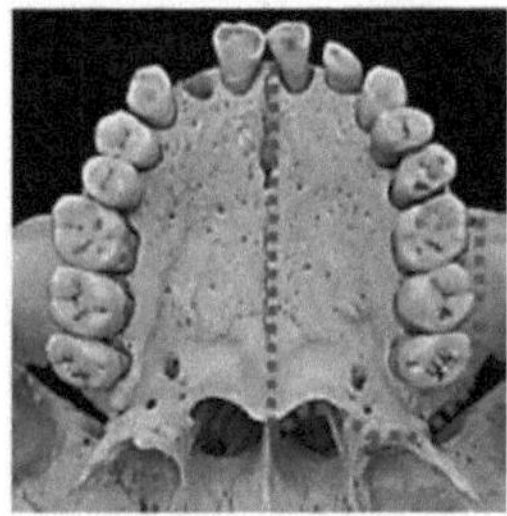

Fig 19: Osteotomias palatinas. Notar que a osteotomia passa entre o palato e as placas pterigóides

• A peça de maxilectomia inferior é então alavancada para baixo, fracturando **a parede antral posterior** no processo, e a peça é removida.

São obtidas hemostáticas. A artéria maxilar deve ser observada, uma vez que pode ter sido transeccionada e ter entrado em espasmo, devendo ser cortada ou ligada.

A amostra é inspeccionada para determinar a adequação das margens de ressecção do tumor. Uma maxilectomia inferior limitada para um tumor de glândula salivar menor que foi reconstruído com uma combinação de um retalho de rotação local e um retalho bucinador. [7]

Imagem cedida por cortesia: Fagan J. OPEN ACCESS ATLAS OF OTOLARYNGOLOGY, HEAD & NECK OPERATIVE SURGERY.

MAXILLECTOMIA MEDIAL

A maxilectomia medial refere-se à ressecção cirúrgica das paredes medial e superomedial do antro maxilar. A técnica endoscópica transnasal está a ser cada vez mais utilizada em casos adequados e quando estão disponíveis os conhecimentos e a tecnologia necessários. Este capítulo abordará apenas a técnica cirúrgica aberta de maxilectomia medial.

A maxilectomia é potencialmente complicada por lesões do conteúdo orbital, do aparelho lacrimal, do nervo ótico, das artérias etmoidais e do conteúdo intracraniano, e pode ser acompanhada de hemorragia intensa. Por conseguinte, é essencial uma boa compreensão da anatomia tridimensional do maxilar e das estruturas circundantes, o que já foi explicado anteriormente.

Estruturas orbitais

Durante a dissecção da órbita, são encontradas as seguintes estruturas: ligamento palpebral medial, septo orbital, saco lacrimal, periósteo, artérias etmoidais anterior e posterior e fissura orbital inferior. A fissura orbital superior só é encontrada aquando da exenteração orbital.

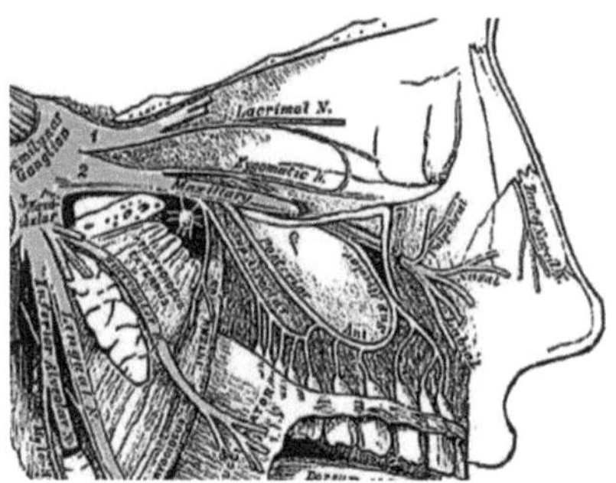

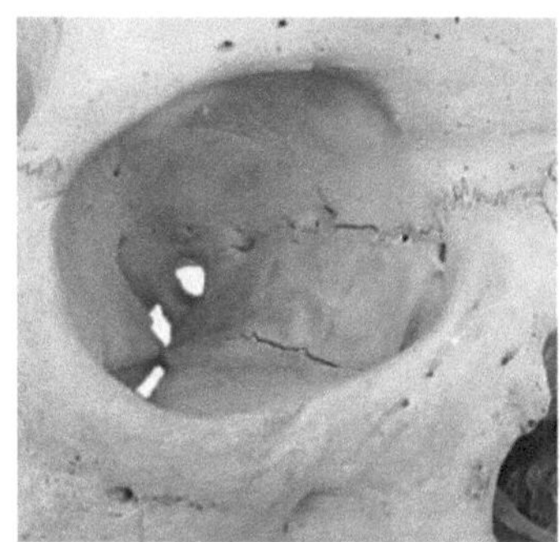

• **Septo orbital**: Esta estrutura de tecido conjuntivo liga-se perifericamente ao periósteo da margem orbital e actua como um diafragma que retém o conteúdo orbital. Lateralmente, liga-se à margem orbital 1,5 mm antes da fixação do ligamento palpebral lateral ao tubérculo orbital lateral. O septo continua ao longo da borda orbital superior. Superomedialmente cruza o sulco supraorbital, passa inferomedialmente anterior à tróclea e segue a crista lacrimal posterior atrás do saco lacrimal. Em seguida, cruza o saco lacrimal para alcançar a crista lacrimal anterior, passa inferiormente ao longo da crista lacrimal anterior e depois lateralmente ao longo da borda orbital inferior.

• **Ligamento palpebral medial (tendão cantal medial):** É uma banda fibrosa que fixa o tarso à parede orbital medial. Está intimamente relacionado com o sistema de drenagem lacrimal. Situa-se anteriormente aos canalículos, mas uma cabeça profunda insere-se na crista lacrimal posterior e na fáscia do saco lacrimal.

• **Saco lacrimal**: Localiza-se na fossa lacrimal, que é delimitada medialmente pelo osso lacrimal e pelo processo frontal da maxila. Relaciona-se anterior, lateral e posteriormente com o ligamento palpebral medial.

• **Fissura orbital inferior:** Esta fissura situa-se no pavimento da órbita e separa o osso esfenoide da maxila. Transmite o nervo maxilar e alguns nervos menores, mas nenhum vaso de importância cirúrgica

• **Fissura orbital superior:** Esta fissura situa-se entre as asas menor e maior do osso esfenoide. As estruturas anatómicas importantes que passam através da fissura são os nervos cranianos III, IV, VI e as divisões superior e inferior da veia oftálmica, que são necessárias para avaliar a anatomia da base do crânio e dos seios paranasais. Quando um tumor envolve a gordura orbital, se estende inferiormente para invadir o palato ou o pavimento nasal, se estende lateralmente para além do forame infra-orbital ou envolve a parede antral posterior e mais além, é necessária uma ressecção mais extensa.

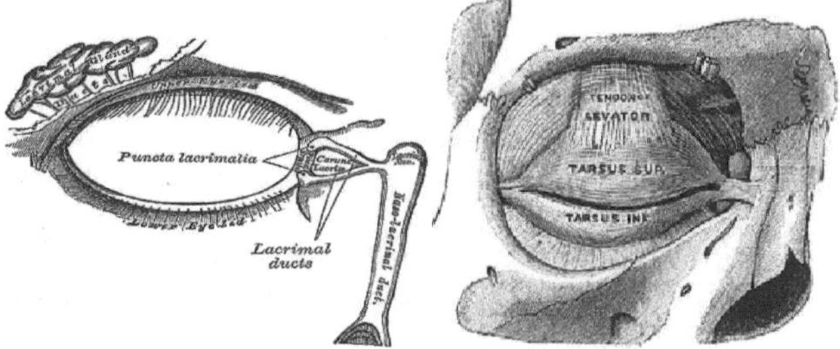

Passos cirúrgicos

O consentimento pré-operatório inclui a discussão das incisões faciais, lesão dos nervos ótico e infra-orbital, diplopia, epífora, enoftalmia, telecanto e fuga de LCR. A operação é efectuada sob anestesia geral, com intubação orotraqueal. São administrados antibióticos de largo espetro no perioperatório durante 24 horas. É injetado anestésico local com vasoconstritor ao longo das incisões cutâneas planeadas. A cavidade nasal é descongestionada com um vasoconstritor tópico. As pálpebras são suturadas com seda 6/0, tendo o cuidado de não inverter as pestanas para evitar abrasões da córnea.

A operação pode ser considerada em 3 fases: dissecção de tecidos moles/exposição óssea; ressecção óssea; e encerramento/reconstrução.

É importante completar a dissecção dos tecidos moles e a exposição óssea antes de efetuar qualquer trabalho ósseo para evitar uma perda excessiva de sangue.

Dissecção de tecidos moles/exposição óssea
• A maxilectomia medial pode ser efectuada através de **uma abordagem de degloving médio-facial ou de rinotomia lateral.** A abordagem degloving médio-facial evita cicatrizes faciais e é adequada para ressecções que não se estendem acima do pavimento orbital, ou seja, não incluem a ressecção da lâmina papirácea e dos etmóides. Uma vez que a ressecção requer a remoção da parede medial da órbita.

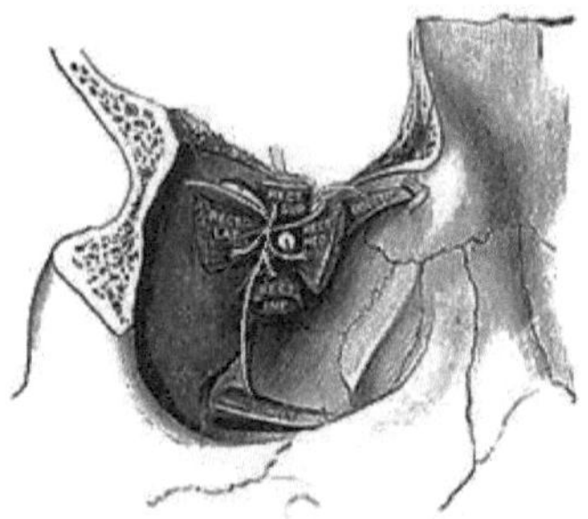

Fissuras orbitais inferior e superior da órbita (R)

Maxillectomia medial

A maxilectomia medial implica a ressecção da parede lateral da cavidade nasal (parede medial do antro e da órbita), dos seios etmoidais e da parte medial do pavimento orbital.

É utilizada em tumores (incluindo papiloma invertido) que envolvem a parede lateral do nariz, o saco lacrimal e os etmóides. A TAC é um meio importante de antecipar a extensão da maxilectomia

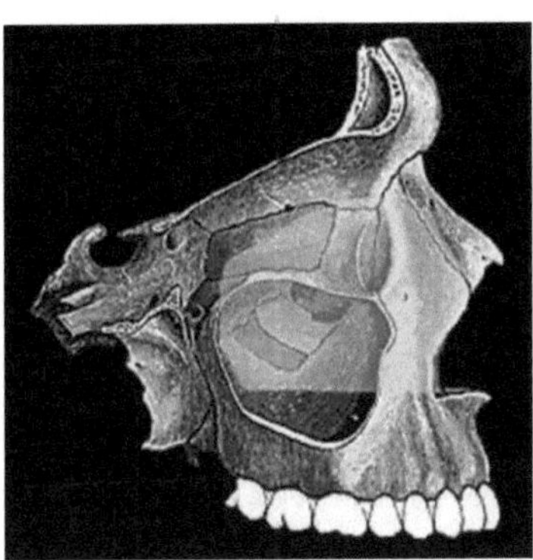

A área amarela indica a extensão da ressecção óssea da maxilectomia medial

A pele é incisada com um bisturi. A restante dissecção dos tecidos moles pode ser feita com electrocautério. A incisão é alargada ao osso nasal e ao maxilar. Os vasos angulares são cauterizados ou ligados adjacentes ao canto medial do olho (Figura 12)

• **Os tecidos moles da face** são elevados para fora da face do maxilar utilizando cautério ou um elevador, mantendo-se firme sobre o osso enquanto se efectua esta dissecação. Expor toda a face do maxilar. Parar a dissecção lateralmente no forame infraorbitário, tendo o cuidado de preservar o nervo infraorbitário e de evitar a hemorragia da artéria infra-orbitária

• Identificar sequencialmente o **ligamento palpebral medial, a crista lacrimal anterior**, o **saco lacrimal** na **fossa lacrimal** e a **crista lacrimal posterior**. Elevar o **saco lacrimal** da sua fossa e transectá-lo o mais distalmente possível com um bisturi, para facilitar uma dacriocistorrinostomia. É de esperar alguma hemorragia do saco transeccionado
• De seguida, a **órbita medial e inferior é exposta**. O periósteo é retirado do osso nasal e do processo frontal do maxilar, tendo o cuidado de permanecer num plano subperiosteal. Retirar o conteúdo orbitário num plano extraperiosteal da lâmina papirácea e do osso frontal, tendo o cuidado de não fraturar ou penetrar no osso fino da lâmina papirácea

• Identificar a **linha de sutura fronto-etmoidal**. Este é um ponto de referência cirúrgico crucial, uma vez que corresponde ao nível da placa cribriforme e dos forames etmoidais anterior e posterior. Retrair o conteúdo orbital lateralmente e identificar a **artéria etmoidal anterior**, uma vez que esta faz a ponte entre o **forame etmoidal anterior** e a periorbita (Figura 22, 23). A artéria etmoidal anterior é ligada, clipada ou bipolarizada e dividida, permitindo assim o acesso à **artéria etmoidal posterior**. Geralmente não é necessário dividir este vaso à volta do forame infraorbitário para proteger o nervo e evitar hemorragias dos vasos infra-orbitários. Inspecionar o antro para determinar a extensão do tumor e planear os cortes ósseos subsequentes

Periósteo orbital

• Agora, fazer uma tira ao longo do **pavimento da órbita** num plano extraperiosteal. Ter especial cuidado para não rasgar o periósteo na margem orbital inferior, na fixação do septo orbital, para evitar entrar na gordura orbital e provocar a extrusão da gordura

• De seguida, libertar os tecidos moles do osso até **à margem livre anterior da abertura nasal** com diatermia. Retrair a asa nasal e incisar a parede lateral do vestíbulo nasal para expor a cavidade nasal ipsilateral e o corneto inferior, tendo o cuidado de não ferir o corneto inferior do septo para evitar hemorragias incómodas
Nesta altura, a dissecção dos tecidos moles está concluída

Ressecção óssea

• É efectuada **uma antrostomia** na face anterior do maxilar com um martelo e uma goiva ou uma broca, entrando no antro através do osso fino na fossa canina. Utiliza-se um punção ou um cortador de osso para remover a maior parte do osso da parede anterior do seio maxilar até ao rebordo orbital superiormente, mas tendo o cuidado de deixar uma margem de osso

• A **maxillectomia medial** pode agora ser efectuada. A extensão da re-secção óssea é adaptada ao tumor primário

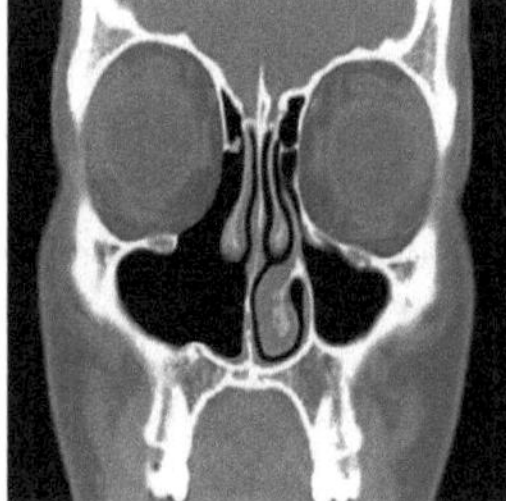

TC coronal demonstrando a ressecção da parede nasal lateral, incluindo o corneto inferior e o processo uncinado, o pavimento orbital até ao nervo infra-orbital, a lâmina papirácea e a etmoidectomia anterior, com preservação do corneto médio

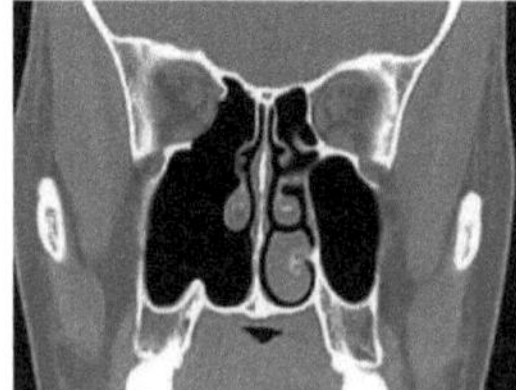

TC coronal mais posterior demonstrando a ressecção da parede nasal lateral, corneto inferior e parede orbital inferomedial, e etmoidectomia com ressecção abaixo do nível do forame etmoidal posterior, e com preservação do corneto médio

• **A sequência das osteotomias** é planeada para reservar as hemorragias problemáticas para o fim

Esta pode ter de ser ajustada consoante a localização e a extensão do tumor.

1. **Osteotomia através do rebordo orbital inferior:** Utiliza-se um osteótomo afiado, uma serra eléctrica ou um cortador de osso para cortar o rebordo orbital inferior espesso, imediatamente a seguir ao nervo infra-orbital

2. **Osteotomia que liga a antrostomia ao vestíbulo nasal:** É utilizado um osteótomo afiado para ligar a antrostomia anterior ao pavimento do vestíbulo nasal

3. Osteotomia através do processo frontal do maxilar: Esta parte da dissecção é frequentemente melhor efectuada com um rongeur de Kerrison ou uma serra oscilante. É frequente ocorrer uma pequena hemorragia persistente do osso, que pode ser controlada com cera de osso ou cautério. A osteotomia é interrompida antes do nível da sutura fronto-etmoidal

4. **Osteotomia ao longo do pavimento orbital:**

Enquanto se retrai e protege o conteúdo orbital com um retractor de cobre estreito, prossegue-se a osteotomia posteriormente através do osso fino do pavimento orbital/teto antral utilizando um osteótomo afiado ou uma tesoura pesada, visando o canto pós-romedial do teto do seio maxilar

5. **Osteotomia ao longo do assoalho do nariz:** Utiliza-se um osteótomo afiado ou uma tesoura pesada para dividir a parede lateral do nariz/parede medial do antro ao longo do pavimento da cavidade nasal até à parede posterior do antro. Ao efetuar esta dissecção com um osteótomo, a dissecção é interrompida quando o osteótomo embate contra o osso pterigoide sólido (assinalado por uma alteração do som)

6. Osteotomia através do osso lacrimal, da lâmina papirácea e dos etmóides anteriores: É fundamental que esta osteotomia seja efectuada abaixo do nível da linha de sutura fronto-etmoidal e dos forames etmoidais, de modo a evitar a fratura ou a penetração na placa cribriforme. A osteotomia é efectuada batendo suavemente com um osteótomo para penetrar nos sistemas de células aéreas etmoidais, tendo o cuidado de retrair totalmente o conteúdo orbital lateralmente. A osteotomia pára antes da artéria etmoidal posterior para proteger o nervo ótico

7. **Osteotomia vertical posterior através dos etmóides posteriores e ao longo da parede posterior do antro e da fossa pterigopalatina:** O corte vertical posterior final é efectuado com uma tesoura curva pesada (Mayo) como continuação descendente da osteotomia. Percorre a parede medial do seio maxilar, começando superiormente na extremidade posterior da osteotomia anterior e terminando ao nível do pavimento nasal.

A **peça de maxilectomia medial é então removida**, alavancando-a suavemente inferior e lateralmente com a tesoura de Mayo, enquanto se completa a osteotomia posterior, no processo de fratura através do ápice do pavimento orbital e das células etmoidais posteriores, permanecendo lateral e preservando o corneto médio

• A amostra é inspeccionada para determinar a adequação da ressecção do tumor.

• Uma etmoidectomia externa pode ser efectuada com segurança até à placa cribriforme.

• Os **etmóides** são cuidadosamente inspeccionados para determinar se é necessária uma etmoidectomia externa frontal +/- esfenoidectomia e para detetar indícios de uma fuga de líquido cefalorraquidiano

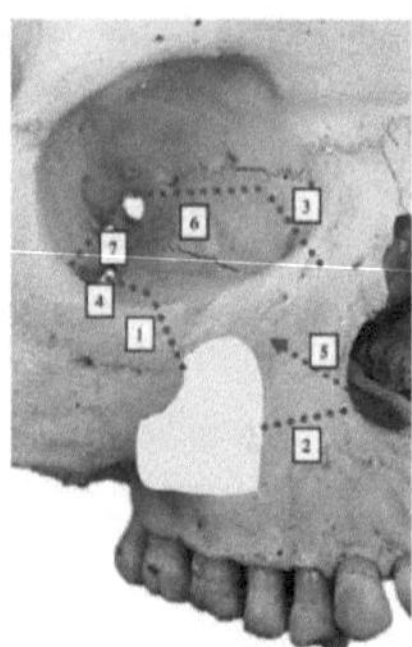

Encerramento/Reconstrução

A hemostase é obtida com cautério, cera de osso e/ou hemostáticos tópicos. Os objectivos do encerramento são minimizar o enoftalmo, a diplopia, a epífora e uma cicatriz inestética. Não é raro que os doentes se queixem de alguma diplopia, mas esta resolve-se normalmente com o passar do tempo. Suturar quaisquer lacerações na periorbita para evitar a herniação da gordura orbital. O saco lacrimal é aberto ao longo do seu eixo longitudinal e os bordos são suturados aos tecidos circundantes para evitar a epífora. Se tiver sido efectuada uma ressecção extensa do pavimento orbital, deve ser considerada a reconstrução do pavimento com fáscia/osso/malha de titânio. A pele é cuidadosamente reparada para otimizar os resultados cosméticos. Os doentes recebem instruções sobre a ducha nasal e são chamados para a toilette nasal. [7]

Imagem cortesia: Fagan J. OPEN ACCESS ATLAS OF OTOLARYNGOLOGY, HEAD & NECK OPERATIVE SURGERY.

MAXILLECTOMIA TOTAL, EXENTERAÇÃO ORBITAL

Estruturas orbitais

A Figura 1 mostra a anatomia óssea detalhada da órbita. Durante a dissecção da órbita, são encontradas as seguintes estruturas: ligamento palpebral medial, septo orbital, saco lacrimal, periósteo, artérias etmoidais anterior e posterior e fissura orbital inferior. A fissura orbital superior só é encontrada aquando da exenteração orbital.

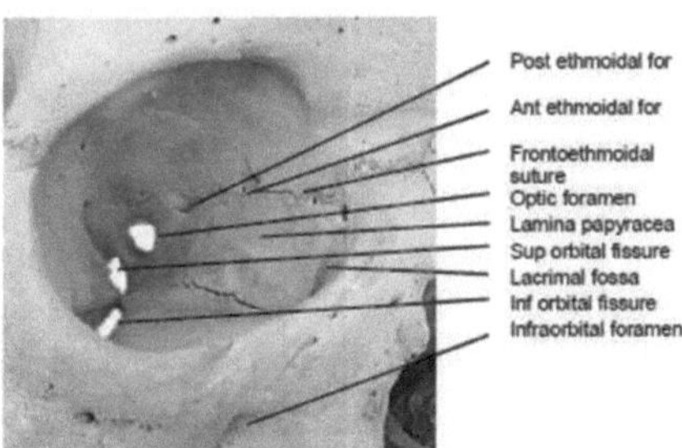

Fig 1: Parede orbital medial direita

• **Septo orbital**: Esta estrutura de tecido conjuntivo liga-se circunferencialmente ao periósteo da margem orbital e actua como um diafragma que retém o conteúdo orbital. Tardiamente, está ligado à margem orbital 1,5 mm antes da fixação do ligamento palpebral lateral no tubérculo orbital lateral. Superomedialmente, cruza o sulco supraorbital, passa inferomedialmente anterior à tróclea e segue a crista lacrimal posterior atrás do saco lacrimal. Atravessa o saco lacrimal para alcançar a crista lacrimal anterior, passa inferiormente ao longo da crista lacrimal anterior e depois lateralmente ao longo da borda orbital inferior.

• **Ligamento palpebral medial (tendão cantal medial)**: Esta banda fibrosa fixa as placas tarsais à parede orbital medial. Está intimamente relacionado com o sistema de drenagem lacrimal. Situa-se anteriormente aos canalículos, mas uma cabeça profunda insere-se na crista lacrimal posterior e na fáscia do saco lacrimal.

• **Saco lacrimal**: Localiza-se na fossa lacrimal, que é delimitada medialmente pelo osso lacrimal e pelo processo frontal da maxila (Figuras 1, 18). Relaciona-se anterior, lateral e posteriormente com o ligamento palpebral medial.

• **Fissura orbitária inferior:** Situa-se no pavimento da órbita e separa o osso esfenoide da maxila. Transmite o nervo maxilar e alguns nervos menores, mas nenhum vaso de importância cirúrgica

• **Fissura orbital superior:** Esta fissura situa-se entre as asas menor e maior do osso esfenoide. As estruturas anatómicas importantes que passam através da fissura são os nervos cranianos III, IV e VI e as divisões superior e inferior da veia oftálmica.

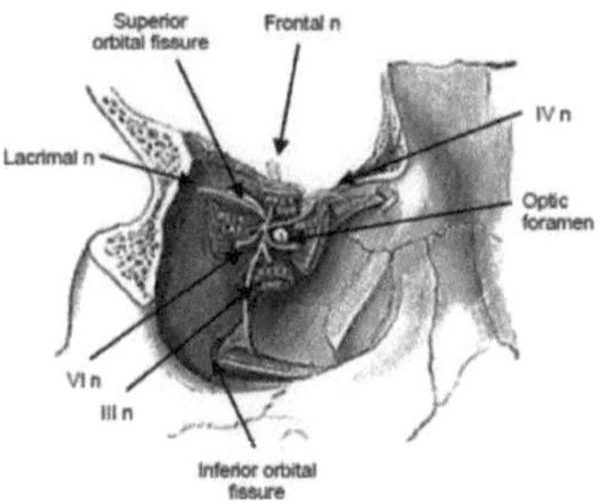

Fig 2: Fissuras orbitais superior e inferior da órbita (R)

Operação de maxilectomia total

A maxilectomia total implica a ressecção de toda a maxila, incluindo o pavimento orbital e a parede medial da órbita e os seios etmoidais. A cirurgia pode ser alargada para incluir a ressecção da parede orbital lateral e do zigoma, a exenteração da órbita, a esfenoidectomia e a ressecção das placas pterigóides.

A tomografia computorizada é um meio importante para determinar a extensão superior (órbita e teto dos etmóides), posterior (placas pterigóides), lateral (zigoma e fossa infratemporal) e medial do tumor e a ressecção necessária. Quando um tumor envolve a gordura e/ou o músculo orbitário, a exenteração orbitária é geralmente recomendada. A extensão do tumor para envolver os músculos pterigóides exclui uma maxilectomia, uma vez que é improvável obter margens claras quando os músculos pterigóides são invadidos pelo cancro.

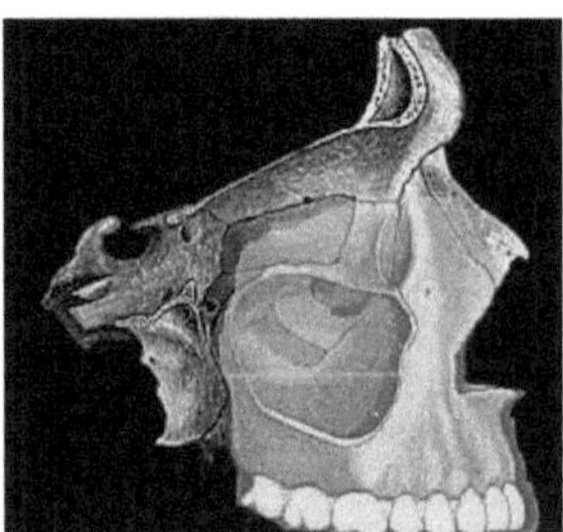

Fig 3: A área amarela indica a extensão da ressecção óssea da maxilectomia total

Passos cirúrgicos

O consentimento pré-operatório inclui a discussão da necessidade de uma traqueostomia, as incisões faciais, a perda de sensibilidade na distribuição do nervo infra-orbital, diplopia, epífora, enoftalmo, telecanto, potencial lesão do nervo ótico e fuga de LCR. Se o olho tiver de ser preservado, as pálpebras são suturadas com seda 6/0, tendo o cuidado de não inverter as pestanas para evitar abrasões da córnea, a menos que esteja planeada uma exenteração orbital.

É então efectuada uma traqueostomia. São administrados antibióticos de largo espetro no período perioperatório durante 24 horas. É injetado anestésico local com vasoconstritor ao longo das incisões cutâneas planeadas. A cavidade nasal é descongestionada com um vasoconstritor tópico.

A operação pode ser considerada em 3 fases: dissecção de tecidos moles e exposição óssea; ressecção óssea; e encerramento/reconstrução.

É importante completar a dissecção dos tecidos moles e a exposição óssea antes de efetuar qualquer trabalho ósseo, de modo a evitar uma perda excessiva de sangue.

Dissecção de tecidos moles/exposição óssea

• A maxilectomia total pode ser efectuada através de **rinotomia lateral, degloving médio-facial ou abordagem Weber-Ferguson**). A abordagem degloving médio-facial evita cicatrizes faciais e é adequada para ressecções que não se estendem acima do pavimento orbital, ou seja, não incluem a ressecção da lâmina papirácea e dos etmóides. Se a ressecção exigir a remoção da parede medial da órbita e dos etmóides, a rinotomia lateral proporciona um melhor acesso.

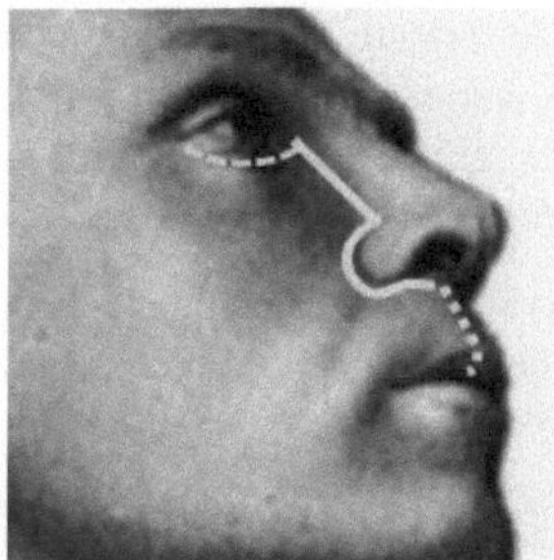

Fig 4: Incisão de rinotomia lateral (linha sólida). Pode ser necessário efetuar uma incisão no lábio e na pálpebra inferior (Weber-Ferguson) para obter acesso

• A **mucosa sublabial** é incisada com electrocautério ao longo do sulco gengivobucal na maxila e estendida até à tuberosidade maxilar

• A pele facial é incisada com um bisturi. O resto da dissecção dos tecidos moles pode ser feito com electrocautério.

• A incisão é alargada ao osso nasal e à maxila.

• Os **vasos angulares** são cauterizados ou ligados adjacentes ao canto medial do olho.

• Com uma abordagem **Weber-Ferguson**, a incisão da pálpebra inferior é colocada perto da margem palpebral, de modo a evitar o edema da pálpebra inferior acima da cicatriz após a cirurgia. A pele da pálpebra inferior é elevada até ao rebordo orbital inferior.

• **Os tecidos moles da face** são elevados para fora da face do maxilar utilizando cautério ou um elevador, mantendo-se firme sobre o osso enquanto se efectua esta dissecção. Expor toda a face do maxilar. Transeccionar o nervo infra-orbital e os vasos com cautério e, se houver preocupação com a invasão perineural, colher amostras do nervo para garantir margens claras. Despir os tecidos a toda a volta do maxilar até à fissura pterigomaxilar e ao zigoma.

• Não utilizar uma dissecção afiada para além da fissura para evitar a transecção da artéria maxilar interna.
• Identificar sequencialmente o **ligamento palpebral medial, a crista lacrimal anterior, o saco lacrimal** na **fossa lacrimal** e **a crista lacrimal posterior**.

• Dividir o ligamento palpebral medial
• Elevar o **saco lacrimal** da sua fossa. Transeccionar o saco o mais distalmente possível com um bisturi, de modo a facilitar a realização de uma dacriocistorrinostomia. É de esperar alguma hemorragia do saco transeccionado.
• Em seguida, a **órbita medial e inferior é exposta**. Retirar o conteúdo orbitário num plano subperiosteal da lâmina papirácea e do osso frontal, tendo o cuidado de não fraturar ou penetrar no osso fino da lâmina papirácea.

• Identificar a **sutura fronto-etmoidal**. Trata-se de um ponto de referência cirúrgico crucial, uma vez que corresponde ao nível da placa cribriforme e dos forames etmoidais anterior e posterior.

• Retrair suavemente o conteúdo orbital lateralmente e identificar a **artéria etmoidal anterior**, uma vez que esta faz a ponte entre o **forame etmoidal anterior** e o periorbital. A artéria etmoidal anterior é ligada, clipada ou bipolarizada e dividida, permitindo assim o acesso à **artéria etmoidal posterior**. Geralmente não é necessário dividir este vaso.

• Agora, despir ao longo do **pavimento da órbita** num plano subperiosteal. Ter especial cuidado para não rasgar o periósteo na margem orbital inferior, na fixação do septo orbital, para evitar entrar na órbita e provocar a extrusão da gordura orbital.

• Em seguida, libertar os tecidos moles do osso até **à margem anterior livre da abertura nasal** com diatermia. Retrair a asa nasal e incisar a parede lateral do vestíbulo nasal para expor a cavidade nasal ipsilateral e o corneto inferior, tendo o cuidado de não ferir o corneto inferior ou o septo para evitar hemorragias incómodas.
• Utilizando uma mordaça na boca para retrair a língua, **visualizar os palatos duro e mole**. Identificar a **tuberosidade maxilar** e as espinhas ósseas das **placas pterigóides** imediatamente posteriores à tuberosidade.
• Utilizando o electrocautério, **incisar a mucosa do palato duro** ao longo da margem de ressecção medial planeada e estender a incisão sublabial lateralmente à volta da tuberosidade maxilar e no sulco entre a tuberosidade e as placas pterigóides.
• Palpar e definir o bordo posterior do palato duro e **dividir a fixação do palato mole ao palato duro** com electrocautério, entrando assim na nasofaringe. Antecipar e diatermizar a hemorragia dos ramos das artérias palatinas maiores e menores.
Nesta altura, a dissecção dos tecidos moles está completa. A parte óssea da maxilectomia pode agora ser efectuada.

Ressecção óssea

A extensão da ressecção óssea é adaptada ao tumor primário e pode incluir a parede lateral da órbita e o zigoma, especialmente se o antro se estender para o zigoma nas imagens de TC que ilustram a extensão da ressecção óssea após uma maxilectomia total clássica.

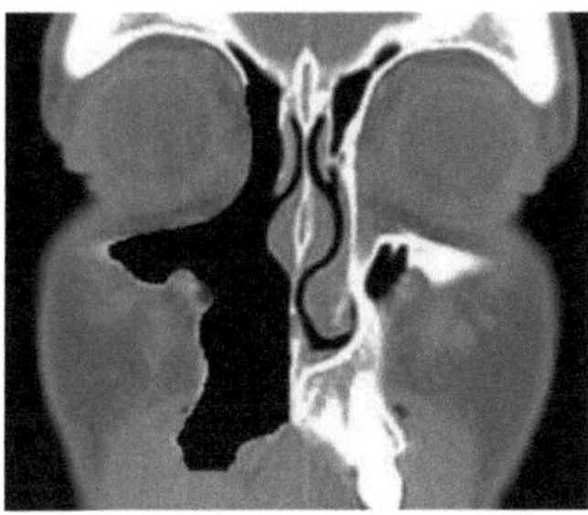

Fig 5: TC coronal anterior à fossa lacrimal, demonstrando a maxila ressecada, as paredes orbitais inferior e medial e o saco lacrimal transeccionado

A sequência das osteotomias é planeada de forma a reservar as hemorragias incómodas para o final do procedimento. Pode ser necessário ajustá-la em função da localização e da extensão do tumor.

1. **Osteotomia através do rebordo orbital inferior e ao longo do pavimento orbital:** Utiliza-se um osteótomo afiado, uma serra eléctrica ou um cortador de osso para cortar o contraforte malar e o rebordo orbital inferior. Esta osteotomia é colocada lateralmente ao antro, como se vê na TAC, de modo a não entrar no antro. Enquanto se retrai e protege o conteúdo orbital com um retractor de cobre estreito, a osteotomia é então continuada posteriormente através do osso fino do pavimento orbital/teto antral utilizando um osteótomo afiado e visando a fissura infra-orbital.

2. **Osteotomia através do processo frontal da maxila e do osso lacrimal:** Este osso espesso é melhor transeccionado com um rongeur de Kerrison ou uma serra oscilante. É frequente ocorrer uma pequena hemorragia persistente do osso, que pode ser controlada com cera de osso ou cautério. A osteotomia é direcionada para a ala, mas mantida alguns milímetros abaixo do nível da linha de sutura fronto-etmoidal.

3. **Osteotomia através da lâmina papirácea e dos etmóides anteriores:** Esta osteotomia é feita batendo suavemente num osteótomo para entrar no sistema de células aéreas etmoidais enquanto se retrai totalmente o conteúdo orbital lateralmente. É fundamental que esta osteotomia seja mantida alguns milímetros abaixo do nível da linha de sutura fronto-etmoidal e dos forames etmoidais para evitar fracturas ou penetração na placa cribriforme. A osteotomia pára antes da artéria etmoidal posterior e depois é dirigida inferiormente para o pavimento orbital para proteger o nervo ótico.

4. **Osteotomia palatina:** É utilizado um osteótomo afiado/serra eléctrica para cortar verticalmente o alvéolo superior e o palato duro. A colocação desta osteotomia depende da extensão palatina do tumor. Muitas vezes, é preferível extrair um dente e colocar a osteotomia através do alvéolo dentário, em vez de a colocar entre dois dentes, uma vez que isso pode desvitalizar os dois dentes adjacentes e dificulta o encerramento dos tecidos moles. A osteotomia palatina é alargada até à margem posterior do palato duro.

5. **Osteotomia do septo nasal:** só é necessária quando a osteotomia palatina é efectuada através da linha média. O septo nasal é então dividido paralelamente ao pavimento nasal com um osteótomo ou uma tesoura pesada.

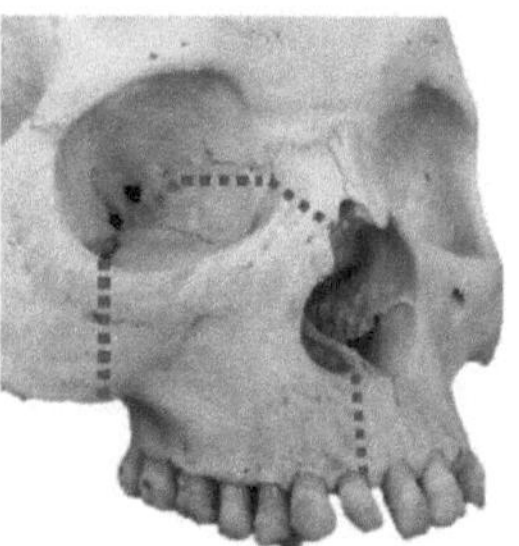

Fig. 6: Cortes de osteotomia

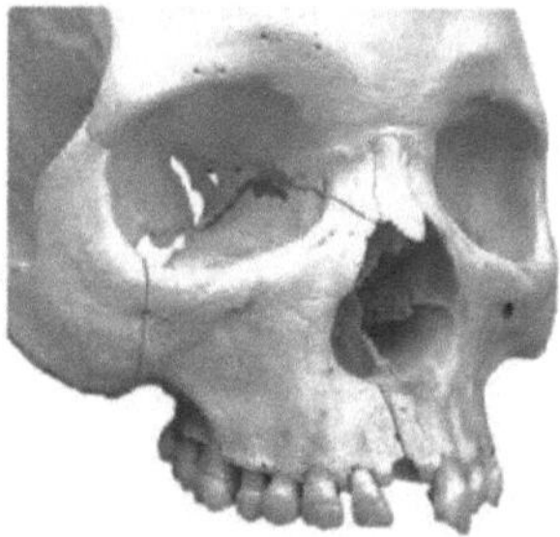

Fig. 7: Osteotomias: vista oblíqua

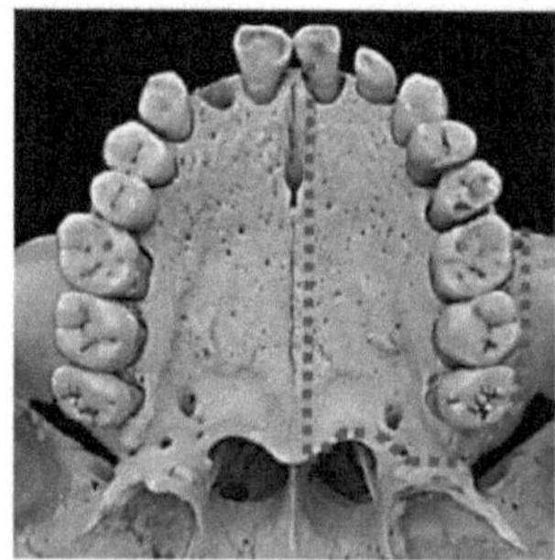

Fig 8: Osteotomias palatinas. Note-se que a osteotomia passa entre o palato e as placas pterigóides

6. **Osteotomia para separar a tuberosidade maxilar das placas pterigóides:** Esta é a osteotomia final, e é efectuada batendo com um osteótomo (curvo) no sulco entre a tuberosidade maxilar e o osso pterigoide. Superiormente, este corte termina na fissura pterigomaxilar e na fossa pterigopalatina.

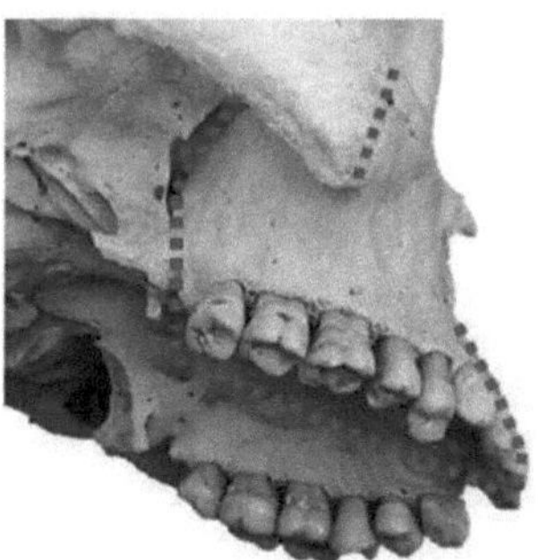

Fig 9: Osteotomia entre a tuberosidade maxilar e o pterigoide

A peça de maxilectomia pode agora ser suavemente **fracturada para baixo.**

A **artéria maxilar interna** amarra o espécime lateralmente e é cortada e dividida onde entra na fissura pterigomaxilar. Se a artéria for inadvertidamente transeccionada, é cortada e ligada. Se a artéria não for aparente, deve ser especificamente procurada, uma vez que pode ter entrado em espasmo e sangrar mais tarde. A **amostra é removida** e inspeccionada para determinar a **adequação da ressecção do tumor.**

Os restos **dos etmóides** são cuidadosamente inspeccionados. Uma etmoidectomia externa pode ser efectuada com segurança até à placa cribriforme. Determina-se a necessidade de **frontoetmoidectomia** externa +/- **esfenoidectomia**, e exclui-se a evidência de uma **fuga de LCR.** Ocorrem hemorragias arteriais e venosas a partir do plexo venoso pterigoide, que podem ser inicialmente controladas com tamponamento. **A hemostasia** meticulosa é obtida com cautério bipolar, ligaduras de sutura, clipes, cera de osso e hemostático tópico.[7]

Cortesia da imagem: Fagan J. OPEN ACCESS ATLAS OF OTOLARYNGOLOGY, HEAD & NECK OPERATIVE SURGERY.

ANATOMIA FUNCIONAL PARA A RECONSTRUÇÃO CIRÚRGICA

A maxila compreende as estruturas emparelhadas dos maxilares direito e esquerdo. O corpo de cada maxila é oco e tem a forma de uma pirâmide, com a base situada medialmente e adjacente à cavidade nasal. Quando se considera a anatomia relevante para a reconstrução palatomaxilar, a maxila pode ser convenientemente dividida em contrafortes e processos de suporte. Os primeiros constituem a base essencial para resistir às forças de mastigação, e os segundos são responsáveis pela forma do palato e do terço médio da face. Idealmente, a reconstrução cirúrgica do defeito palatomaxilar deve abordar ambas as unidades anatómicas.

A complexidade anatómica da maxila está relacionada com a sua construção tridimensional, uma estrutura em forma de treliça que é suportada por 3 contrafortes separados. Esses contrafortes, que se formam como uma adaptação às forças verticais da mastigação, são os contrafortes nasomaxilar, zigomaticomaxilar e pterigomaxilar. A integridade dessas estruturas é essencial para fornecer uma superfície oclusal estável para a mandíbula.
Além disso, permitem uma distribuição uniforme das forças na base do crânio.
Existem 4 processos relacionados com a maxila: zigomático, alveolar, palatino e frontal. Os processos zigomático e alveolar desempenham um papel fundamental na forma do terço médio da face. O processo zigomático é responsável pela simetria e projeção da eminência malar. A reconstrução da maxila pode exigir a reconstituição do palato duro, da parede nasal lateral, do alvéolo e da face anterior da maxila. Em algumas situações, é necessária a reconstituição do zigoma e do assoalho da órbita. Estas estruturas são responsáveis pelas caraterísticas estéticas e funcionais do terço médio da face. A reconstituição do sistema de contrafortes e a atenção aos processos garantem uma base estável para a oclusão, o que é essencial para uma reabilitação funcional e estética ideal[28].

Opções de reconstrução

A escolha do retalho livre é ditada, em grande medida, pelo tipo de defeito e pelas suas necessidades tecidulares. A escolha do retalho livre é ditada, em grande parte, pelo tipo de defeito e suas necessidades teciduais. O cirurgião precisa estabelecer a extensão da pele, dos tecidos moles e do osso ausentes antes da reconstrução. No terço médio da face, são necessários vários pré-requisitos para qualquer tipo de transferência de tecido livre. Em geral, é melhor anastomosar os retalhos livres a vasos grandes e fiáveis. Estes são escassos no terço médio da face e são frequentemente ressecados. Assim, o local habitual para os vasos dadores é o pescoço ipsilateral. A distância entre o pescoço ipsilateral e o terço médio da face é de, no mínimo, 10-12 cm. Para evitar o enxerto de veias, o retalho precisa de ter um pedículo longo com vasos de bom diâmetro. [29]

Retalhos locais

Os retalhos locais permitem ao cirurgião reconstruir defeitos mais pequenos com uma morbilidade mínima para o doente. [32]

Retalho mucoperiosteal palatino em ilha

No passado, os enxertos de pele de espessura dividida foram aplicados na reconstrução palatina com resultados decepcionantes, principalmente devido à cicatrização no local do dador e à contratura do enxerto no local da reconstrução. O retalho palatino mucoperiosteal em ilha foi introduzido pela primeira vez para a reconstrução palatina por Gullane e Arena e rapidamente se tornou uma opção versátil e fiável[32]. O retalho palatino fornece uma área de superfície de até 15 cm2 e força suficiente para reconstruir defeitos da cavidade oral através da boca [33]. O retalho pode ser rodado 1808 e até 90% da mucosa do palato duro pode ser elevada com base num único pedículo. A reepitelização da zona doadora ocorre normalmente em 3 meses e os doentes retomam a dieta oral após a alta [33].

Almofada de gordura bucal

O coxim adiposo bucal é um conjunto de tecido adiposo especializado localizado entre os músculos masseter e bucinador. Este retalho oferece várias vantagens, incluindo a facilidade de colheita, a baixa morbilidade, o rico suprimento vascular que assegura uma elevada taxa de sucesso, a reepitelização completa em 4 a 6 semanas e a eliminação das cicatrizes da pele da zona dadora
[30]. O coxim adiposo bucal tem um volume médio de 10 ml com uma espessura média de 6 mm, o que torna este retalho mais adequado para defeitos pequenos e médios até 4 cm de diâmetro
[30]. Zhong et al. relataram o uso de enxertos ósseos livres para reconstruir defeitos de ressecção parcial da maxila com o coxim adiposo vestibular pediculado usado para revestir o assoalho do seio maxilar em 38 pacientes[35]. Com base na sua experiência, a almofada de gordura bucal serve como uma barreira para prevenir a infeção e reabsorção do enxerto ósseo não vascularizado[32].

Retalhos regionais

Várias técnicas diferentes de retalhos regionais têm sido descritas para a reconstrução bem sucedida de defeitos maiores no terço médio da face. Estes retalhos podem ser limitados pela quantidade de tecido disponível para preencher o defeito e pelo comprimento do pedículo vascular para alcançar o defeito[32].

Retalho em ilha submental

Descrito pela primeira vez por Martin et al.[38], o retalho em ilha submental tem sido utilizado como opção reconstrutiva numa miríade de defeitos na cabeça e no pescoço. As vantagens claras deste retalho incluem um retalho fino, maleável, fácil de levantar, com uma combinação superior da cor da pele e uma cicatriz bem escondida da zona dadora. Oferece um retalho de grandes dimensões, até 7 por 15 cm, e um arco largo que melhora a versatilidade das opções reconstrutivas na cabeça e pescoço[39]. A radioterapia prévia do pescoço torna o encerramento da zona dadora e a cicatrização pós-operatória subóptimas. Além disso, a doença meta-estática dos linfonodos localizados no nível I é uma contraindicação relativa ao uso desse retalho32.

Sistema de retalho do temporal

Para além da reconstrução da função oral, a parede orbital inferior e o zigoma têm de ser corretamente restaurados. A falta de suporte orbital adequado pode resultar em enoftalmo, hipoftalmo e diplopia. Em pacientes que não podem ser submetidos à transferência de tecido livre por várias razões, o uso de um retalho temporal com osso calvarial vascularizado pode oferecer uma opção viável com resultados bem-sucedidos32. O retalho de osso calvário vascularizado oferece uma curvatura inerente do osso que se aproxima do rebordo orbital com uma morbilidade mínima da zona dadora, uma cicatriz dadora discreta que é camuflada na linha do cabelo e um retalho vascularizado que é capaz de suportar procedimentos adjuvantes como a radioterapia pós-operatória [36]. Este retalho provou ser uma opção reconstrutiva fiável e versátil, com uma taxa de insucesso aproximada de 1,6%, de acordo com uma revisão de 11 séries de casos publicados, incluindo 390 retalhos [37]. O temporal também pode ser utilizado como portador de um processo coronoide vascularizado para a reconstrução de defeitos zigomático-orbitários36.

Parhiscar et al. [39] descreveram o uso do retalho osteofascial temporoparietal para a reconstrução de defeitos do rebordo orbital, zigoma e palato. Os autores apresentam um caso de enxerto ósseo calvarial de espessura total que suportou com sucesso implantes osteointegrados. Choung et al.[40] demonstraram resultados semelhantes quando compararam retalhos osteofasciais temporoparietais e osteomusculares temporais. O retalho osteofascial temporoparietal oferece vantagens adicionais, uma vez que é mais fácil de rodar e reduz o volume do retalho.

Enxertos ósseos livres e transferência de tecidos livres

Os retalhos microvasculares livres permitem ao cirurgião reconstruir grandes defeitos com um procedimento numa única fase, através da colheita de vários tipos de tecido.[32]

Retalho livre do antebraço radial

O retalho radial do antebraço fornece uma grande quantidade de pele fina, flexível e bem vascularizada com um volume mínimo. A artéria radial, as veias comitantes e a grande veia cefálica podem facilmente estender-se até ao pescoço e permitir anastomoses fáceis. O retalho pode ser desenhado com várias ilhas de pele e pode fornecer uma peça vascularizada do rádio com até 10 cm de comprimento. Assim, é uma excelente escolha para a grande área de superfície e o pequeno defeito de volume observado nas maxilectomias de Tipo I e Tipo II. [29]

Devido ao longo pedículo vascular, bom calibre dos vasos, tecido maleável e relativa facilidade de colheita, o retalho livre do antebraço radial tem sido uma excelente escolha para a reconstrução do revestimento intra-oral [31]. Marshall et al. relataram o uso bem-sucedido de retalhos livres fasciocutâneos do antebraço radial para a reconstrução de defeitos profundos e centrais da face média em seis pacientes nos quais os retalhos locais não estavam disponíveis ou haviam falhado anteriormente. Genden et al. compararam os resultados de 12 pacientes com retalhos livres fasciocutâneos radiais do antebraço para reconstrução do palato duro com pacientes com defeitos semelhantes que foram reabilitados com obturação protética. Todos os pacientes foram capazes de retomar uma dieta normal e relataram escores de satisfação equivalentes em relação à aparência estética, mastigação e paladar[32]. Os pacientes com retalho livre do antebraço radial, no entanto, relataram pontuações mais elevadas na qualidade da fala, conforto, conveniência e interação social em comparação com o grupo de pacientes que receberam obturação protética [48].

Cordeiro e Santamaria introduziram o conceito de retalho "sanduíche osteocutâneo" com enxerto ósseo vascularizado ensanduichado entre duas superfícies cutâneas de um retalho livre fasciocutâneo do antebraço radial. O enxerto ósseo vascularizado fornece um suporte para apoiar o lábio superior e manter a projeção anterior do terço médio da face e, simultaneamente, oferece um stock ósseo adequado para implantes osteointegrados no futuro. O retalho "sanduíche osteocutâneo" foi aplicado em pacientes com defeitos do tipo 2 (maxilectomia subtotal) com excelentes resultados estéticos e funcionais. [41]

Retalho livre do músculo rectus abdominis

O retalho do reto abdominal é outra opção fiável para a transferência de tecido livre, uma vez que oferece um pedículo longo, vasos de grande diâmetro, grande volume de tecido mole e pás de pele que podem ser moldadas para contornar praticamente qualquer forma necessária[41]. Cordeiro e Santamaria relataram a sua grande experiência com o retalho do reto abdominal para a reconstrução de defeitos do tipo 3 e 4 em 45 pacientes com maxilectomia. Foi utilizado enxerto de osso livre craniano ou da costela para reconstruir a órbita, que foi coberta com músculo retirado do retalho do reto abdominal. A gordura sub-cutânea deste retalho foi então contornada para o preenchimento dos tecidos moles, enquanto que até três pás de pele podiam ser levantadas para o encerramento do palato, da parede nasal lateral e da pele externa, conforme necessário. Os autores relatam bons resultados estéticos em pacientes com pele externa intacta. Em apoio a esses achados, excelentes resultados funcionais e estéticos foram observados em outros estudos [32].

O retalho miocutâneo do reto abdominal fornece uma área de superfície muito grande de pele, bem como um volume muito grande de tecido mole. Este retalho pode ser facilmente dividido em duas ou três ilhas cutâneas separadas, que podem ser utilizadas para revestir defeitos tridimensionais complexos. É uma técnica muito útil para alongar eficazmente o pedículo deste retalho até 18-20 cm através da dissecção intramuscular da artéria e da veia. Assim, o retalho miocutâneo do reto abdominal é uma excelente escolha para a cobertura de tecidos moles em defeitos de maxilectomia tipo III e IV. Tanto a área doadora do antebraço radial quanto a do reto têm déficits funcionais mínimos, embora a área doadora do antebraço possa ser esteticamente desagradável e potencialmente mórbida se fraturar[29].

Sistema de aba livre escapular

Swartz et al.[45] descreveram pela primeira vez a aplicação do sistema de retalho livre escapular como fonte de osso vascularizado para reconstrução de cabeça e pescoço. Utilizando diversos injetáveis em 70 pedículos vasculares cadavéricos, dos Santos identificou a presença constante da artéria escapular cutânea originada da artéria escapular circunflexa. A artéria cutânea escapular emite vários ramos musculares que irrigam uma área de pele de 10 por 13 cm ao longo do dorso da escápula [32]. Mais tarde, Deraemaecker et al. descreveram um suprimento sanguíneo adicional para a borda lateral inferior da escápula que ele chamou de "ramo angular" [42]. Coleman e Sultan confirmaram a presença consistente da artéria angular através dos seus achados cadavéricos e operatórios. Observaram que 58% dos ramos angulares surgiam diretamente da artéria toracodorsal, enquanto os restantes 42% surgiam do ramo toracodorsal para o músculo serrátil anterior [43]. A rica perfusão periosteal e as colaterais entre a artéria angular e a artéria circunflexa oferecem a opção de elevar dois segmentos ósseos distintos com apenas uma microanastomose. A elevação de um retalho livre da escápula com a artéria angular aumenta o comprimento do pedículo para aproximadamente 13 a 15 cm. As desvantagens da artéria angular incluem o aumento da dissecção para isolar a artéria angular e a necessidade de dissecar o pedículo na axila para assegurar uma origem comum para os vasos toracodorsais e circunflexos da escápula [43].

Bidros et al. descreveram pela primeira vez o uso do retalho perfurante da artéria toraco dorsal para reconstrução da cabeça e pescoço. Esta variação do retalho livre osteocutâneo da escápula utiliza as perfurantes do músculo grande dorsal para fornecer sangue ao envelope de tecido mole. Esta técnica permite um retalho de tecido mole de 10 por 25 cm num pedículo de até 23 cm de comprimento [44]. Também proporciona um retalho de tecido mole fino e flexível com preservação funcional do músculo grande dorsal e encerramento primário da zona dadora. [32]

O retalho livre osteocutâneo da escápula oferece muitas vantagens ao cirurgião reconstrutivo. O tecido mole pode ser rodado em torno do stock ósseo com maior liberdade do que qualquer outro retalho composto. O benefício de um retalho osteocutâneo bipediculado é especialmente evidente em defeitos em que tanto o pavimento orbital/região do zigoma como o palato têm de ser restaurados [44]. A maior desvantagem do sistema de retalho livre escapular é o posicionamento do doente, que impede a ablação simultânea e a colheita do retalho através de uma abordagem em duas equipas [43].

Retalho livre da crista ilíaca

O retalho livre osteomiocutâneo oblíquo interno da crista ilíaca da artéria circunflexa profunda (DCIA) foi bem descrito por Urken et al. Brown descreveu três casos de reconstrução utilizando o retalho DCIA para defeitos de maxilectomia baixa, alta e central com resultados funcionais favoráveis. A crista ilíaca é colocada horizontalmente com o corpo principal no plano do palato duro para restaurar com sucesso defeitos de maxilectomia baixa, enquanto que em defeitos de maxilectomia alta, a crista ilíaca é orientada verticalmente com a crista substituindo o alvéolo e o corpo principal substituindo o contraforte maxilar e a maxila anterior. Em casos de exenteração orbital, o oblíquo interno é tunelizado através da fístula para substituir o espaço ocupado pelo conteúdo orbital [46]. Foi sugerido que o retalho livre da crista ilíaca DCIA é a opção reconstrutiva de eleição para defeitos entre 6 e 15 cm e o plano de tratamento requer a restauração interna de tecidos moles sem a necessidade de substituição da pele facial sobrejacente [32].

O retalho livre da crista ilíaca oblíqua interna oferece uma solução aceitável para defeitos maxilares com um componente vertical, orientando o retalho verticalmente, enquanto o músculo pode servir como neopalato e parede nasal lateral. O enxerto tem stock ósseo suficiente para acomodar implantes dentários osteointegrados e pode ser contornado de forma a duplicar a abertura piriforme e o rebordo orbital [32]. As principais desvantagens deste retalho incluem o comprimento curto do pedículo (4 - 5 cm), a mobilidade limitada dos tecidos moles em relação ao osso, o volume potencialmente excessivo e o possível aumento da morbilidade com dificuldade de marcha precoce e hérnias da parede abdominal [46].

Retalho livre da fíbula

O retalho livre osteocutâneo de fíbula tem sido descrito para a reconstrução de defeitos mandibulares e maxilares [32]. Num estudo de Futran et al., a principal determinação da escolha reconstrutiva foi a extensão do defeito palatino. Em 27 casos, o retalho livre de fíbula foi selecionado e implantes osteointegrados subsequentes foram oferecidos numa data posterior a pacientes com palato residual ou dentição insuficiente para suportar uma prótese convencional. Vinte pacientes desta série apresentavam defeitos limitados à maxila inferior e revelaram excelentes resultados pós-operatórios ao nível da fala, deglutição e cosmética, sendo que 13 pacientes conseguiram tolerar uma dieta regular. Com base nessa experiência, os pesquisadores acreditam que o retalho livre de fíbula é uma excelente opção reconstrutiva para defeitos primariamente alveolares e palatinos e quando a necessidade de implantes dentários é imperativa. No entanto, à medida que aumenta a necessidade de reconstrução do complexo zigomático, do rebordo infra-orbital e do pavimento, o retalho livre do perónio tem propriedades limitadas para a restauração de toda a arquitetura maxilar [47].

As vantagens do retalho livre do perónio incluem a capacidade de levantar apenas osso ou retalhos osteofaciocutâneos com múltiplas pás de pele. O cirurgião pode colher um segmento longo de osso com fornecimento de sangue periosteal perfuso, permitindo a acomodação de múltiplas osteotomias para contorno anatómico. O stock ósseo é de boa qualidade e permite a colocação de implantes dentários osteointegrados. As principais desvantagens incluem a dificuldade de contornar um segmento reto de osso para recriar uma estrutura arqueada e o pedículo vascular mais curto. Na série relatada por Futran et al. [48], nove pacientes necessitaram de enxerto de veia para alcançar os vasos receptores.

Técnicas de pré-fabricação

Utilizando a proteína morfogenética óssea humana recombinante 7 (BMP 7), Warnke et al. [49] desenvolveram uma técnica inovadora de engenharia de tecidos para criar uma mandíbula de substituição subtotal para reconstrução numa data posterior. Uma estrutura de malha de titânio que foi formada com um desenho assistido por computador foi preenchida com BMP 7, colagénio e medula óssea e implantada no músculo latissimus dorsi do doente. Sete semanas após a cirurgia, o osso foi colhido e utilizado para a reconstrução do defeito mandibular do doente. O paciente foi capaz de mastigar sólidos na 4ª semana de pós-operatório. Esta técnica permite um enxerto ósseo que é moldado precisamente para se ajustar ao defeito, evitando a criação de outro defeito esquelético inerente à colheita tradicional de tecido composto de retalho livre. [32]

Conclusão

O cirurgião reconstrutivo deve apreciar as complexas exigências funcionais e estéticas da cabeça e do pescoço durante a restauração de defeitos maxilares. Está disponível uma multiplicidade de opções reconstrutivas para atingir estes objectivos fundamentais. Cada técnica tem as suas próprias vantagens e desvantagens inerentes e talvez uma abordagem combinada e multidisciplinar possa ajudar a alcançar o resultado mais bem sucedido. Finalmente, é essencial que a técnica reconstrutiva seja adaptada aos objectivos desejados e às necessidades de cada paciente [28].

Flap	Anatomy	Bone	Skin	Muscle	Advantages	Disadvantages
Palatal mucoperiosteal island flap	A – greater palatine				Large surface area	Limited pedicle length
	A – mucoperiosteum secured to hard palate by Sharpey's fibers				Flap rotates 180°	
					Rapid reepithelialization No donor site skin scars Sensate, excellent for intraoral defects	
Buccal fat pad	A – branches of buccinator artery				Rapid reepithelialization	Only suitable for medium sized defects up to 4 cm
	A – buccal fat pad has four processes				Easy to harvest	Difficulty with fixation
	A – average volume = 10 cm³				Rich vascular supply	Prone to dehiscence
	A – average thickness = 6 mm				No donor site skin scars	
Submental island flap	A – submental branches of facial		+		Large flap size (7 × 15 cm)	Not suitable if patient has previous level 1 nodal disease
	V – submental tributary of common facial				Superior skin color match	Poor primary closure if previous radiation therapy
					Well hidden donor site scar Wide rotation arc Thin, pliable skin	
Temporalis flap system	Temporalis muscle – deep temporal artery/vein	+		+	Good option for patients unable to undergo free-tissue transfer	Often requires zygoma osteotomy to rotate flap
	Temporoparietal – superficial temporal artery/vein				Scar camouflaged in hairline	Limited bone stock, unsuited for osteointegrated implants
	N – none				Inherent curvature of calvarial bone approximates orbital rim	Donor site temporal hollowing
Radial forearm flap	A – radial	O	++		Long vascular pedicle	Donor site scarring on upper extremity
	V – cephalic				Thin, pliable tissue	Approximately 25% risk of radial fractures with bone harvest
	N – medial and lateral antebrachial cutaneous				Easy to harvest	
					Can raise a sensate flap	
Fibula flap	A – peroneal	++	+	O	Bone stock can accommodate osteointegrated implants	Shorter pedicle length
	V – peroneal				Rich periosteal blood supply allows multiple osteotomies	Difficult to contour straight bone
	N – lateral sural cutaneous				Can raise a sensate flap	Limited skin paddle size
					Can incorporate Flexur hallucis longis for dead-space obliteration	
Scapular flap system	A – circumflex scapular	+	++	++	Primary closure of donor site	Insensate flap
	A – angular artery				Long vascular pedicle	Must reposition patient to harvest flap
	A – thoracodorsal artery perforators				Soft tissue can rotate freely around bone	Bone not always suitable for osteointegrated implants
					Suitable option for defects involving infraorbital rim and palate	
Iliac crest flap	A – ascending branches of deep circumflex iliac	++	++	++	Bone stock can accommodate osteointegrated implants	Short pedicle (4–5 cm)
	V – ascending branches of deep circumflex iliac				Can replace large bone defects	Limited soft tissue mobility in relation to bone
	N – none				Adequately restores vertical component of maxillary defects	Risk of gait difficulty
	Muscle – internal oblique					Risk of abdominal wall hernia Potentially excessive bulk
Abdominal rectus flap	A – deep inferior epigastric		++	++	Long vascular pedicle	Muscle atrophy can reduce flap bulk
	V – deep inferior epigastric				Large diameter vessels	Risk of abdominal hernias
	N – intercostals, thoracodorsal				Can shape skin paddle and soft tissue to any required contour	
					Easy to harvest	

A, artery; N, nerve; V, vein; O, poor tissue source; +, good tissue source; ++, excellent tissue source.

RECONSTRUÇÃO ZIGOMÁTICA APÓS MAXILLECTOMIA

Introdução

A perda da maxila e das estruturas médio-faciais após a remoção de um tumor tem consequências funcionais e estéticas substanciais. A perda variável de tecido mole, osso ou ambos, que leva ao colapso do lábio, bochecha, tecidos moles periorbitais e competência palatina, apresenta um dilema desafiante para os cirurgiões reconstrutivos. Têm sido feitos esforços para classificar estes defeitos do terço médio da face e fornecer algoritmos adequados para uma reconstrução óptima. Não só é necessário obliterar a cavidade e recriar os contornos médio-faciais, como também restaurar a função de deglutição, a fonação e a mastigação para obter um resultado ideal. Tradicionalmente, esses defeitos seriam reparados por uma prótese maxilofacial, mas os avanços na transferência de tecidos, particularmente de retalhos livres microvasculares, aumentaram muito as opções de reconstrução. A grande variedade de retalhos livres que contêm tecidos moles e osso oferecem propriedades únicas que podem ser aplicáveis dependendo do defeito. As combinações de transferência de tecido livre, retalhos locais e próteses maxilofaciais podem alcançar um resultado mais ideal do que uma técnica isolada. Os avanços na osseointegração também aumentaram a capacidade de obter a melhor função e forma. Nenhum retalho ou técnica é suficiente para reconstruir defeitos do terço médio da face em todos os pacientes. As escolhas devem ser adaptadas às necessidades ósseas e de tecidos moles de cada defeito específico, ao potencial de suporte de prótese dos tecidos originais e ao suporte protético disponível. A utilização de uma abordagem multidisciplinar para reconstruir estes defeitos pode produzir excelentes resultados. A complexidade das técnicas deve corresponder aos objectivos desejados e às necessidades de cada paciente individual. Pacientes submetidos à maxilectomia para o tratamento radical de um tumor maxilar com problemas de mastigação, fala, deglutição e estética facial resultam em impactos funcionais, emocionais e sociais para esses pacientes.[1-3] Existem várias opções cirúrgicas de reconstrução, incluindo obturação protética, enxertos e retalhos.[4] A classificação do defeito da maxilectomia afeta a retenção da prótese e a concentração de forças adversas nos tecidos moles e duros remanescentes[5]. Vários métodos têm sido descritos para a retenção e suporte de uma prótese obturadora bilateral, como os implantes zigomáticos[6]. No entanto, os implantes zigomáticos podem estar associados a vários problemas, incluindo a deficiência de tecidos duros e moles, e a sobrecarga do zigoma e do implante.[1,5] Este artigo descreve a reabilitação protética de um paciente com um defeito intra-oral grave resultante de uma ressecção de maxilectomia, utilizando 2 implantes zigomáticos ligados por uma barra fresada fabricada por desenho assistido por computador/ fabrico assistido por computador (CAD/ CAM) (estrutura de infraestrutura) e uma prótese obturadora maxilar.[53] Recentemente, Mommaerts introduziu um conceito inovador para um implante maxilar sub-periosteal fabricado por aditivos que utiliza a moderna tecnologia de desenho e fabrico assistido por computador (CAD/CAM). A sua abordagem oferece uma opção de implante alternativa para pacientes com atrofia óssea extrema do maxilar. Sugeriu também que esta técnica poderia ser utilizada para a reabilitação de defeitos pós-resecção alargados. No entanto, as condições dos tecidos após a ressecção oncológica e a radioterapia pós-operatória requerem um desenho específico devido à falta de osso suficiente para suportar até mesmo um implante sub-periosteal.[56]

Nos últimos anos, a reconstrução com uma combinação de retalhos de tecidos moles e implantes aloplásticos, osteogénese de distração, engenharia de tecidos e reabilitação com obturadores convencionais, obturadores de duas peças ou obturadores suportados por implantes tem sido utilizada para os defeitos maxilares significativos. [57]

Reconstrução com implantes zigomáticos:

Os implantes zigomáticos foram introduzidos pela primeira vez por Branemark em 1988 como um tratamento alternativo para pacientes com defeitos extensos da maxila causados por ressecções tumorais, traumatismos e defeitos congénitos. Mais tarde, a utilização destes implantes foi alargada a outras indicações, incluindo a reabilitação de pacientes completamente edêntulos com atrofia maxilar grave, pneumatização excessiva do seio maxilar e em casos de procedimentos de aumento do seio maxilar falhados. [49] A técnica original de Branemark, a técnica intrasinus, utiliza uma ancoragem de 4 córtices do implante zigomático. O implante zigomático é instalado a partir do aspeto palatino do rebordo alveolar edêntulo e é direcionado para o osso zigomático, passando pelo seio maxilar. O objetivo é dar ao implante a máxima estabilidade, envolvendo tanto a maxila como o zigoma de forma bicortical. [49]

No entanto, este esquema de instalação pode resultar num desafio protético, uma vez que o perfil de emergência protética dos implantes tende a ser palatino, exigindo assim uma reabilitação protética palatina volumosa, o que pode levar ao desconforto do paciente. Além disso, a passagem intra-sinusal do implante pode ser contra-indicada em casos de sinusite crónica.49
Numa tentativa de ultrapassar os desafios protéticos e anatómicos da abordagem intrasinus, foi desenvolvida a abordagem extrasinus. Esta abordagem protética e anatómica visa posicionar o perfil de emergência protético do implante zigomático na posição oclusal desejada na crista alveolar e evitar, tanto quanto possível, a passagem do implante através do seio maxilar, minimizando assim o risco de sinusite pós-operatória. [49]
Em primeiro lugar, a deteção precoce da recidiva pós-operatória é mais fácil do que com o fecho do retalho. Em segundo lugar, quando o implante é inserido na região média da face, o osso zigomático pode ser útil devido à sua espessura. Além disso, a aplicação de uma prótese maxilar nas fases iniciais evita a contração dos tecidos moles faciais. Este método de reconstrução primária é eficaz em casos de zigoma preservado após maxilectomia total. [50]

A reconstrução maxilar após a ressecção de um tumor representa um dos maiores desafios para a reconstrução da região oral e maxilofacial. Estão disponíveis várias técnicas de reconstrução, incluindo a construção de um obturador protético, retalhos locais e retalhos livres microvasculares. A obtenção de retenção, suporte e estabilidade adequados com cada uma destas técnicas pode ser extremamente difícil e depende da quantidade de tecido mole e osso remanescente após a ressecção. Cada técnica reconstrutiva tem indicações e vantagens específicas, dependendo do defeito ablativo, do estado clínico do paciente e do prognóstico do paciente. O obturador maxilar tem uma longa história de gestão eficaz dos problemas funcionais, cosméticos e psicológicos associados a um defeito de maxilectomia; no entanto, quando são necessárias ressecções extensas, podem ser encontrados problemas significativos com a retenção, suporte e estabilidade do obturador após a ablação da anatomia maxilar retentiva. Os implantes Zygomaticus foram originalmente concebidos para a reconstrução da maxila edêntula atrófica. Os implantes zigomáticos também podem ser utilizados para estabelecer retenção e suporte para uma prótese maxilar após maxilectomia. [51] O implante zigomático original da Branemark era um implante de titânio auto-roscante com uma superfície tratada, disponível em comprimentos de 30-52,5 mm. O diâmetro na parte apical roscada era de 4 mm e de 4,5 mm na parte crestal. A cabeça do implante foi fornecida com uma rosca interna para ligação de pilares padrão. O osso zigomático tem uma camada cortical espessa que oferece uma ancoragem sólida e alargada que pode suportar as forças mastigatórias verticais. A ancoragem tricortical aumenta o sucesso e a sobrevivência do implante zigomático. [58]

Existem várias possibilidades que podem ser consideradas quando se avalia a possibilidade de reconstrução cirúrgica após a primeira ressecção do cancro, tais como retalhos livres microvasculares ou retalhos de rotação, mas, por vezes, é necessário monitorizar o processo de cicatrização e o local do defeito para detetar prontamente recorrências que possam ocorrer em doentes de alto risco. Ao lidar com defeitos faciais, é obrigatório ter em conta que este tipo de defeito tem um grande impacto na qualidade de vida do doente. Por este motivo, a ciência médica fez um grande esforço para desenvolver soluções de reabilitação que permitam aos doentes operados voltar a ter uma vida normal o mais rapidamente possível. De acordo com este objetivo, os implantes de zigoma permitem reconstruir a arcada completa, mesmo em caso de defeitos ósseos conspícuos, sem indicação para procedimentos de enxerto. Além disso, no caso de ressecções medianas faciais largas com comunicação oronasal, os implantes de zigoma podem ser utilizados através da comunicação para suportar uma prótese nasal extra-oral. [54]

Técnica:

A colocação do implante zigomático é simplificada se for inserido no momento da ressecção do tumor. A formação de tecido cicatricial secundário à cirurgia, radioterapia ou ambos pode restringir significativamente a abertura da boca e complicar a colocação do implante. A colocação é consideravelmente mais fácil com a utilização de um anestésico geral, dada a dissecção necessária na região periorbital. O número, tipo e desenho da colocação do implante dependerá da localização e tamanho do defeito maxilar, bem como da localização e quantidade de osso remanescente. A restauração de implantes zigomáticos após a ressecção maxilar é complexa; por conseguinte, é fundamental consultar o protésico maxilofacial durante a fase de planeamento cirúrgico. A reconstrução é possível apenas com implantes zigomáticos (Fig. 1); no entanto, o cirurgião deve colocar uma combinação de implantes zigomáticos e implantes endósseos padrão, se possível. Se o osso alveolar estiver disponível, o implante deve ser colocado ligeiramente para o lado palatino do rebordo alveolar para envolver o osso palatino mais denso. É utilizada uma incisão circunvestibular padrão da mucosa. A dissecção subperiosteal deve começar na parede maxilar e progredir superiormente até ao ângulo onde os processos temporais e frontais do zigoma se encontram. Um retractor de canal iluminado pode então ser colocado para envolver o zigoma neste ângulo. Uma vez que a extremidade curva do retractor de canal se encaixa nesta junção, o retractor pode ser palpado extraoralmente abaixo da pele. O canal proporciona uma paragem para a broca durante a preparação do local recetor do implante. Se a parede antral for remanescente, o próximo passo é remover uma porção da parede antral lateral para permitir a visualização do eixo da broca durante a perfuração. Esta janela ajuda na orientação da broca, bem como na irrigação durante o processo de perfuração. [51]

Na reconstrução de um defeito maxilar total, não é possível o envolvimento do osso alveolar e o implante apenas será ancorado no zigoma. Este desenho coloca o implante numa desvantagem biomecânica significativa, dado o longo braço de alavanca e a pequena quantidade de integração óssea. Infelizmente, existem poucas opções disponíveis para a retenção do obturador nestes doentes. A reconstrução de tais defeitos é difícil do ponto de vista cirúrgico e protético. Devido a esta desvantagem biomecânica, o autor e os seus colegas colocam dois implantes zigomáticos bilateralmente, permitindo a distribuição das forças oclusais e de retenção, mas também permitindo a utilização de um único implante de um lado, caso um implante falhe. Conseguimos obter um resultado aceitável para a reconstrução de um defeito maxilar total com a colocação de implantes zigomáticos duplos bilaterais quando um implante falha. Esta abordagem foi utilizada num pequeno número de pacientes acompanhados durante um curto período de tempo, e os pacientes devem ser aconselhados sobre a possibilidade de falha do implante. Se forem utilizados implantes zigomáticos duplos bilaterais, os implantes devem ser distribuídos ao máximo na dimensão anteroposterior e medial-lateral sem comprometer o envolvimento do zigoma (ver Fig. 1). Deve ser permitido um período de integração de quatro a seis meses. A maioria dos insucessos será identificada no estágio II da cirurgia. O planeamento protético deve incluir o fabrico de uma barra de arcada cruzada que incorpore todos os implantes. [51]

Muitas vezes, o único osso disponível para a integração do implante zigomático é o osso zigomático na junção do processo temporal e frontal. Geralmente, com implantes endósseos padrão, a força oclusal é paralela ao eixo longo do implante. Nos implantes zigomáticos, o implante está num ângulo de 30 a 60 graus relativamente à força oclusal. Estes requisitos biomecânicos podem contribuir para falhas do implante zigomático em pacientes após maxillectomia extensa. A falha do implante após a carga requer frequentemente a remoção da barra e do implante e o fabrico de uma nova barra. Um planeamento protético cuidadoso evita a falha do implante após a carga. A estabilização da arcada cruzada utilizando um desenho de barra e clipe ajuda a distribuir as forças oclusais. [51]

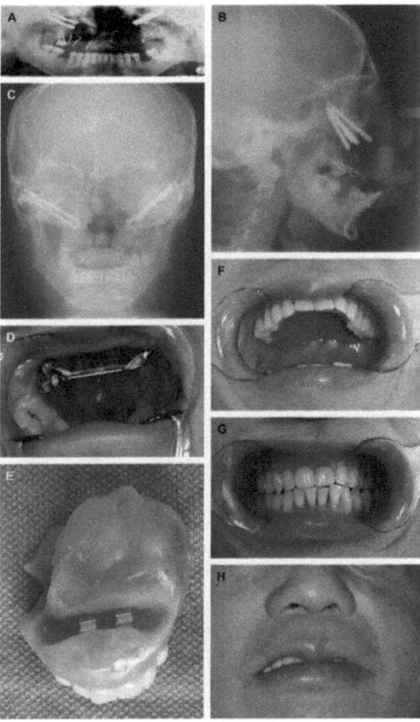

Fig. 1: O osso maxilar tinha sido largamente excisado por cirurgia radical. Apesar de a ressecção ter tido um sucesso oncológico completo e de o doente estar livre de doença após 24 meses de seguimento, o doente apresentava um grave défice de fala e deglutição devido à grande comunicação oro-antral iatrogénica. Foram colocados três implantes zigomáticos, dois através do osso maxilar direito e, devido à grande falta de osso, apenas um no lado esquerdo. Não foi necessária qualquer cirurgia mucogengival à volta dos implantes do zigoma. A prótese obturadora foi estabilizada pelos 3 implantes e a função oral do paciente, bem como a sua qualidade de vida, melhoraram significativamente. Os resultados mostram que os implantes zigomáticos podem representar uma opção cirúrgica viável para obter uma reabilitação satisfatória da função oral, mesmo no caso de um defeito maxilar extenso. [51]

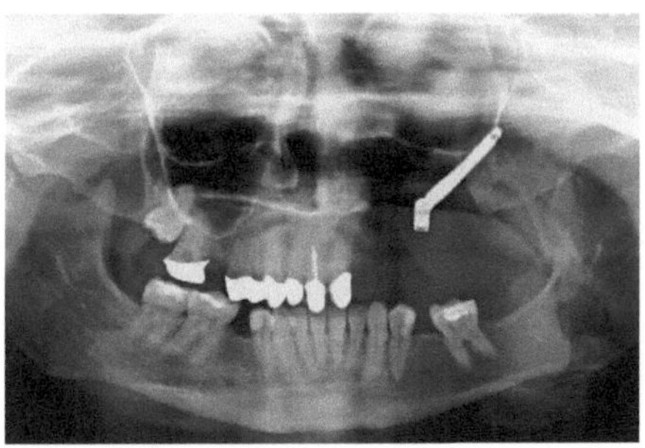

Figura 2

A prótese combinada zigoma-implante-suportada e a epítese nasal representam uma nova abordagem para reabilitar defeitos médios faciais de grande complexidade. A reconstrução nasal, o encerramento da comunicação oroantral, a correção da competência labial e a reabilitação protética dentária não são normalmente corrigidas por uma intervenção cirúrgica única ou por uma reabilitação protética única.

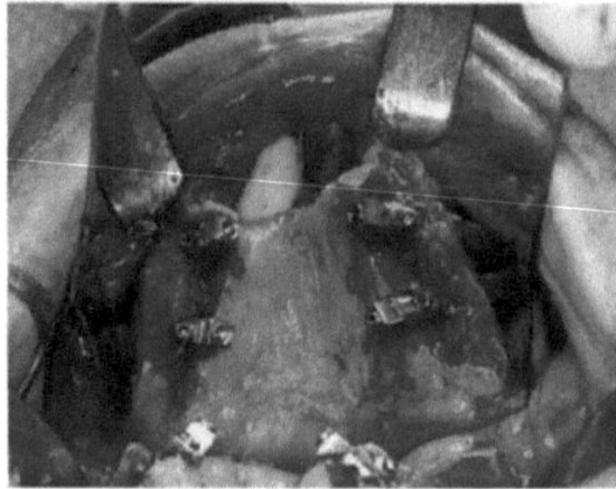

Figura 3

Ao considerar os diferentes métodos de reconstrução maxilar, a qualidade de vida deve ser considerada. Poucos estudos avaliaram a qualidade de vida após a reconstrução maxilar. Um único estudo de qualidade de vida foi realizado para avaliar o resultado da reconstrução maxilar com um obturador protético maxilar. Mais recentemente, Rogers e colegas avaliaram a qualidade de vida em pacientes que necessitavam de maxilectomia por razões oncológicas. Para explorar os conceitos mais amplos de qualidade de vida relacionada com a saúde e resultados subjectivos, utilizaram oito questionários de qualidade de vida, incluindo a Escala de Satisfação com a Prótese e a Escala de Funcionamento do Obturador. 51Não houve diferença na qualidade de vida entre os pacientes reconstruídos com um retalho livre microvascular e os reconstruídos com um obturador protético. Neste estudo de qualidade de vida, 10 dos 18 pacientes que foram reconstruídos com um retalho livre não puderam usar uma prótese. Dada a natureza complexa do defeito ablativo da maxila após uma ressecção maxilar extensa, a reconstrução maxilar com implantes zigomáticos é aceitável para esta população de pacientes desafiantes. 51

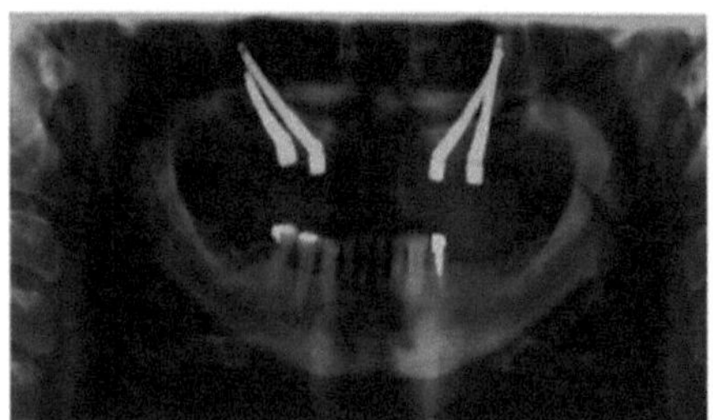

Fig. 4

O relatório sobre a utilização de implantes de zigoma que penetram na cavidade nasal e antral foi publicado por Branemark. Desde então, foram publicados vários relatórios sobre o desempenho clínico dos implantes de zigoma. As duas principais indicações para a utilização de implantes zigomáticos são maxilares edêntulos atróficos e defeitos após a ressecção maxilar. Os implantes zigomáticos são geralmente colocados num ângulo de 30 a 60 graus relativamente ao plano oclusal. Para minimizar o grande braço de alavanca, é obrigatório um planeamento pré-operatório detalhado. No entanto, até à data, não foram comunicadas fracturas de implantes devido ao braço de alavanca longo. No maxilar edêntulo, recomenda-se uma abordagem "Quad", suportando uma prótese com pelo menos 2 implantes no maxilar anterior em conjunto com um implante zigomático de cada lado. No entanto, as condições anatómicas unilaterais exclusivas do doente com defeito maxilar podem permitir a colocação de apenas 1 implante de zigoma em combinação com 2 a 6 implantes convencionais, o que foi relatado como sendo bem sucedido. [51]

Outro fator descrito como crucial para o prognóstico do implante do zigoma é a gestão dos tecidos moles. O tecido mole espesso que se sobrepõe à cabeça do implante pode criar problemas no que respeita à fase protética da reabilitação. A situação é pior se os implantes se estenderem através de retalhos de tecido mole após a reconstrução palatina, criando bolsas peri-implantares profundas que são locais predispostos para infecções.[52]

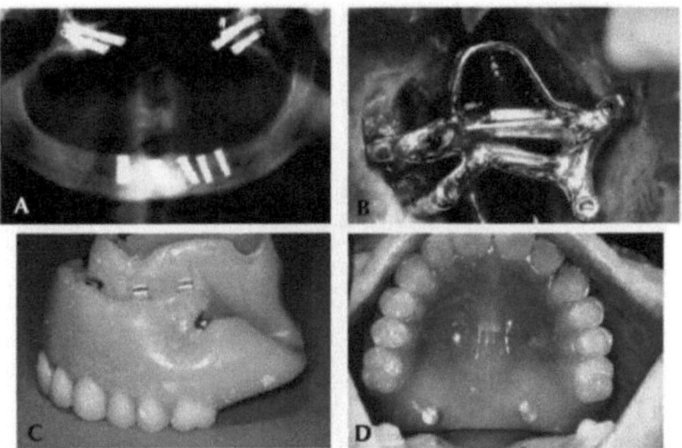

Fig. 5: **A,** Os implantes colocados em áreas ósseas remotas, como o zigoma e o contraforte malar, podem proporcionar suporte para extensões protéticas em cantilever e reduzir a tensão nos dentes ou implantes em locais nativos. **B,** A angulação severa pode complicar o fabrico da prótese quando são utilizados implantes convencionais em locais ósseos remotos disponíveis. Os pilares angulados podem facilitar o trajeto de inserção sem obstáculos, ou as estruturas de barra podem ter de ser fabricadas segmentarmente. Este conjunto de barras foi fornecido numa peça única, removendo parte da área de contacto do cilindro de ouro que interferia. **C,** O obturador foi fixado com clipes na área do defeito e distalmente. A estabilização transversal da arcada dos implantes foi efectuada com uma estrutura de barras rígidas soldadas. **D,** A prótese definitiva era estável, retentiva e significativamente mais funcional do que o obturador edêntulo não retido por implantes.[54]

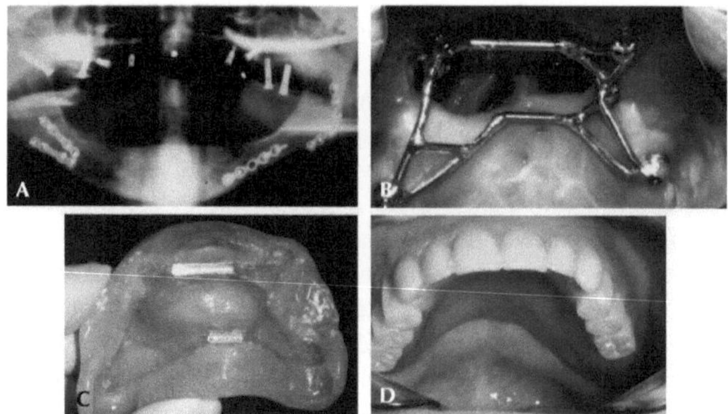

Fig. 6. Foram colocados implantes Zygoma e standard bilateralmente em áreas de reforço opostas de um grande espaço de defeito maxilar criado pela remoção de um tumor com radiação subsequente e enxerto ósseo no local. B, Uma estrutura de barras extensa e rígida uniu os implantes e forneceu uma base para a retenção do obturador. C, A prótese alojou vários clips de barra em locais estratégicos para retenção periférica e obturação eficaz do defeito. D, O resultado definitivo criou um efeito funcional que não seria possível num defeito desta dimensão sem a retenção do implante. [54]

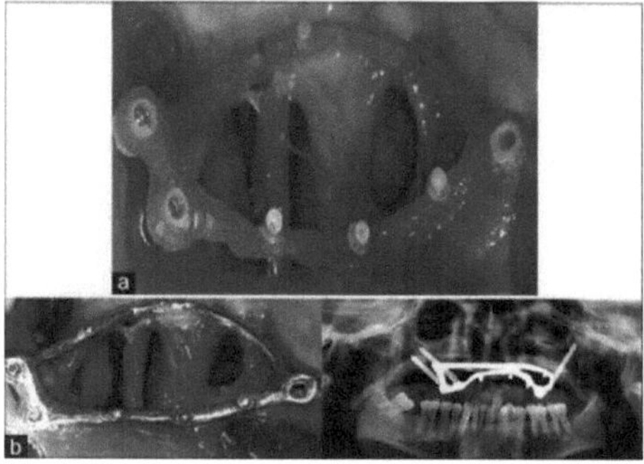

Fig. 7: Maquete de estrutura com encaixes PRESICLIX macho (b) Estrutura metálica fundida com encaixes (intra-oral e radiografia) [57]

Conclusão:

A excisão cirúrgica radical de neoplasias dos maxilares conduz frequentemente a um défice grave das estruturas anatómicas envolvidas. A cirurgia extensa para ressecção do tumor maxilar resulta em graves impactos funcionais, emocionais e sociais para os pacientes. Além disso, a reconstrução imediata com retalhos pediculados locais ou retalhos microcirúrgicos nem sempre é possível, maximizando o comprometimento funcional pós-operatório.[21] Embora os defeitos menores da maxilectomia possam ser facilmente reparados por meio de uma reabilitação cirúrgica e protética combinada, os defeitos maiores da maxilectomia muitas vezes precisam de uma reabilitação implanto-protética desafiadora. De facto, a maxilectomia major leva à perda completa do osso alveolar e do palato duro, com a consequente perda grave de suporte para os tecidos moles faciais, como o lábio, o cheque e o nariz. Além disso, na maioria dos casos, a cirurgia está associada à radioterapia pós-operatória, que sempre causa um comprometimento adjunto das propriedades elásticas das estruturas faciais anatómicas acima mencionadas. [26]

O fabrico de um obturador maxilar é especialmente difícil na presença de um grande defeito maxilar. Embora o obturador seja essencial para restaurar o contorno facial, a mastigação funcional, a articulação e a inteligibilidade da fala, a sua criação pode ser de facto impossível em defeitos maxilares amplos. O encerramento do defeito depende de uma vedação resistente à pressão do bulbo obturador e de um desenho protético que utilize todas as estruturas anatómicas remanescentes mais próximas para obter uma estabilidade e retenção satisfatórias. Nestes casos de defeitos ósseos amplos, a prótese obturadora não pode contar com qualquer suporte anatómico. O posicionamento de implantes dentários representa uma opção óptima para criar um novo suporte anatómico para a prótese obturadora. [52]

Os implantes dentários convencionais são a opção mais comum para tratar um paciente com defeitos pequenos e médios do maxilar superior: na presença de uma crista óssea alveolar bem representada, os implantes endósseos convencionais podem permitir, na maioria dos casos, um suporte estável para a prótese obturadora.[13,14,23] Em todos os pacientes que, após uma maxilectomia subtotal, não podem ser imediatamente reconstruídos com um retalho ósseo microcirúrgico revascularizado, os implantes zigomáticos representam a única opção disponível para obter um suporte estável para uma prótese obturadora. O desenho dos implantes zigomáticos permite que os cirurgiões insiram estes implantes mesmo em caso de defeito ósseo maxilar total, uma vez que obtêm uma estabilidade bicortical através do osso malar.[15,18Y20] Além disso, os implantes zigomáticos são normalmente colocados num ângulo de 30Y60 graus em relação ao plano oclusal[20] , de modo a minimizar o grande braço de alavanca e, embora não tenham sido relatadas fracturas de implantes até à data, para evitar qualquer possível défice mecânico pós-operatório. Na presença de uma atrofia maxilar grave ou de um defeito maxilar amplo, uma abordagem "quad" - 1 ou 2 implantes zigomáticos na maxila posterior e 1 ou mais implantes convencionais na maxila anterior - é atualmente considerada a melhor opção. Uma abordagem "quad" baseada em apenas 4 implantes zigomáticos inseridos na maxila posterior também foi descrita como uma opção viável. [52]

É consensual que a colocação de um implante no zigoma é mais complexa e difícil do que a colocação de implantes orais convencionais. Não só as dimensões dos implantes, mas também as complexidades anatómicas do osso zigomático curvo, como o pavimento orbital e a visibilidade intra-operatória limitada, tornam este tipo de cirurgia um procedimento exigente. O procedimento cirúrgico pode ser simplificado e facilitado através da utilização de planeamento e cirurgia assistidos por computador.[33,42,44,46] Uma transferência baseada em computador do posicionamento pré-planeado pode ser conseguida através da utilização de guias de perfuração.[33,42,44,46] No entanto, quando se aplica esta técnica, a precisão depende em grande parte da capacidade de posicionar a guia de perfuração com precisão no tecido subjacente [46]. Em contraste com a abordagem com modelos de perfuração, uma abordagem de navegação cirúrgica assistida por computador oferece uma visualização intra-operatória constante da ponta da broca de perfuração. Isto permite ao cirurgião guiar com precisão a broca para controlar o eixo do implante e assegurar uma utilização óptima do osso. Um estudo em cadáveres revelou uma precisão de 1,3 mm (±0,8 mm) da posição do implante em comparação com a posição planeada. Este resultado é melhor do que a exatidão

obtida com a utilização de modelos de perfuração. A evolução dos conceitos e do design dos implantes osseointegrados, em combinação com o conceito de ancoragem óssea remota, proporcionou ao cirurgião novas opções de reconstrução. O efeito mais importante do desenvolvimento dos implantes do zigoma é o facto de a possibilidade de uma reabilitação suportada por implantes estar agora disponível também para pacientes não susceptíveis de uma reconstrução cirúrgica importante. Embora os dados clínicos disponíveis sobre o desempenho a longo prazo dos implantes zigomáticos sejam limitados, a literatura fornece evidências de que esses implantes, associados ou não a implantes convencionais, representam uma opção viável e adaptável para reabilitar defeitos maxilares amplos. [52] Os implantes zigomáticos são muito úteis na reabilitação protética da maxila severamente reabsorvida, independentemente de se tratar de indivíduos total ou parcialmente edêntulos. Uma pesquisa bibliográfica demonstrou que é possível obter bons resultados clínicos. Este caso clínico demonstra a reabilitação com prótese obturadora suportada por implante zigomático de um paciente com defeito maxilar bilateral subtotal. A cirurgia de implantes zigomáticos é um método de tratamento alternativo, menos invasivo e mais previsível do que os enxertos ósseos e o levantamento do seio maxilar em pacientes com maxila atrófica posterior.[8,9] Complicações dos tecidos moles, como peri-implantite e sinusite, podem ocorrer com este tipo de implantes.[8] Devido à proximidade com estruturas anatómicas essenciais da área, as complicações são frequentemente observadas e os riscos de complicações podem ser reduzidos através de modelos impressos tridimensionais.[10] Além disso, as complicações infecciosas ou sinusais devem ser tratadas com antibióticos ou cirurgia. Se a infeção não for resolvida com a medicação, o implante pode necessitar de remoção cirúrgica.[8] As taxas de sucesso dos implantes zigomáticos obtidas pelos vários autores variam entre 82% e 100%.[9] Keller et al[11] relataram a reconstrução de arcadas maxilares comprometidas com 118 enxertos inlay e 248 implantes Branemark System. Registaram uma taxa de sobrevivência do implante de 87% e uma taxa de sobrevivência da prótese de 95%. [53]
A colocação do implante zigomático é simplificada se for inserido no momento da ressecção do tumor. A formação de tecido cicatricial secundária à cirurgia, à radioterapia ou a ambas pode restringir significativamente a abertura da boca e complicar a colocação do implante. A colocação é consideravelmente mais fácil com a utilização de uma anestesia geral, dada a dissecção necessária na região periorbital. O número, tipo e desenho da colocação do implante dependerá da localização e tamanho do defeito maxilar, bem como da localização e quantidade de osso remanescente. A restauração de implantes zigomáticos após a ressecção maxilar é complexa; por conseguinte, é fundamental consultar o protésico maxilofacial durante a fase de planeamento cirúrgico. A reconstrução é possível apenas com implantes zigomáticos O implante zigomático deve encaixar no zigoma e em qualquer osso alveolar remanescente. Se o osso alveolar estiver disponível, o implante deve ser colocado ligeiramente para o lado palatino do rebordo alveolar para envolver o osso palatino mais denso. É utilizada uma incisão circunvestibular padrão da mucosa. A dissecção subperiosteal deve começar na parede maxilar e progredir superiormente até ao ângulo onde os processos temporais e frontais do zigoma se encontram (Fig. 4). Um retractor de canal iluminado pode então ser colocado para envolver o zigoma neste ângulo. Uma vez que a extremidade curva do retractor de canal engata nesta junção, o retractor pode ser palpado extraoralmente abaixo da pele. O canal proporciona uma paragem para a broca durante a preparação do local recetor do implante. Se a parede antral for remanescente, o próximo passo é remover uma porção da

parede antral lateral para permitir a visualização do eixo da broca durante a perfuração. Esta janela ajuda na orientação da broca, bem como na irrigação durante o processo de perfuração. 51

Imagem cortesia: Schmidt BL. Reconstrução da maxila com implantes zigomáticos. Atlas das Clínicas de Cirurgia Oral e Maxilofacial da América do Norte. 2007 Mar 1;15(1):43-9.
Trevisiol L, Procacci P, D'Agostino A, Ferrari F, De Santis D, Nocini PF. Reabilitação de um defeito médio-facial complexo através de uma prótese suportada por implante zigomático e epítese nasal: uma nova técnica. Revista Internacional de Implantodontia. 2016 Dec;2(1):1-6.
Gandhi N, Gandhi S, Talwar H, Dhawan K. Reabilitação protética implanto-suportada zigomática de um paciente com defeito maxilar Classe II c de Brown et al: Um relatório clínico. O Jornal da Sociedade Indiana de Dentisteria Protética. 2022 Jan;22(1):92.

Reconstrução com implantes pterigóides:

Vários métodos têm sido descritos para a reconstrução e reabilitação de pacientes que necessitam de maxilectomia bilateral. Eles incluem prótese obturadora, retalhos livres miocutâneos e retalhos livres osseocutâneos. Ambos os tipos de retalhos livres podem fechar com sucesso o defeito cirúrgico e estabelecer uma partição entre as cavidades nasal e oral, eliminando a necessidade de uma prótese oral removível. No entanto, os retalhos livres miocutâneos não fornecem suporte para a prótese dentária completa convencional.[59] A natureza volumosa e flácida do retalho impede uma base de suporte sólida para a prótese dentária. Além disso, a presença ou ausência do palato mole pode afetar a escolha do tratamento e o resultado nestes doentes. Os pacientes que solicitam esta opção para eliminar o uso do obturador devem ser informados de que podem não ser capazes de usar qualquer prótese no futuro, o que pode afetar a sua estética dentofacial e os seus hábitos alimentares.[65]

Por conseguinte, os retalhos osseocutâneos podem ser uma opção para alguns doentes. Os implantes dentários colocados em retalhos livres osseocutâneos são conhecidos por serem bem sucedidos na reabilitação protética. Esta opção pode proporcionar a melhor forma de reabilitação, uma vez que pode fechar com sucesso o defeito cirúrgico e fornecer ao paciente uma prótese suportada por implantes que restaura a estética e a função dentofacial. No entanto, as técnicas de retalho livre estão associadas a despesas e morbilidades adicionais, o que pode impedir a sua utilização em pacientes idosos com problemas médicos. A deteção precoce de recidivas pós-operatórias é difícil quando os defeitos são fechados com um retalho livre. Além disso, as técnicas de retalho livre muitas vezes exigem múltiplas cirurgias de revisão, aumentando a complexidade dos cuidados. [59]

Implantes pterigóides:

Foram descritos vários métodos para a retenção e suporte de uma prótese obturadora bilateral completa, incluindo o envolvimento de

(1) cortes anatómicos existentes e banda cicatricial lateral;
(2) estruturas maxilares remanescentes, como o terço posterior do palato mole;
(3) placa de reconstrução oca de titânio fixada ao osso zigomático ;
(4) implantes colocados no remanescente da maxila, osso enxertado ou osso distraído; e

(5) implantes zigomáticos.

Independentemente do método de retenção, os princípios protéticos são os mesmos, e o clínico deve ter como objetivo minimizar o peso da prótese. O aumento do peso de um obturador pode contribuir para o seu próprio deslocamento.[59]

O implante pterigoide foi definido como "a colocação de implantes através da tuberosidade maxilar e na placa pterigoide". Estes implantes foram introduzidos pela primeira vez por Tulasne em 1989, que atribuiu a Paul Tessier a ideia de colocar implantes nesta região. [64]

A colocação de implantes na maxila posterior é conhecida por ser um desafio devido à qualidade e quantidade de osso disponível e à presença do seio maxilar. Numa tentativa de resolver estes problemas, foram introduzidos os implantes pterigóides. O implante pterigoide destina-se a passar através da tuberosidade maxilar, do processo piramidal do osso palatino e, em seguida, a envolver o processo pterigoide do osso esfenoidal.[60]

Devido ao seu longo trajeto, o comprimento dos implantes pterigóides varia entre 15 e 20 mm. O implante entra na região do antigo primeiro ou segundo molar superior e segue uma direção mesio-craniana oblíqua, prosseguindo posteriormente, em direção ao processo piramidal. Subsequentemente, prossegue para cima entre as duas asas dos processos pterigóides e encontra a sua penetração na fossa pterigoide ou escafoide do osso esfenoide. Os processos piramidal e pterigoide são compostos por osso cortical denso e a espessura média do osso na sua junção é de 6-6,7 mm. Se um implante for passado através desta junção num ângulo de 45 graus, pode incorporar até 8-9 mm de osso cortical denso e o seu ápice sobressai 2 mm na fossa pterigoide.

Algumas das complicações com a colocação cirúrgica relatadas na literatura incluem uma ligeira hemorragia venosa, um pequeno trismo, a colocação incorrecta do implante e um caso único de episódio contínuo de dor e desconforto. Um relato de caso recente descreveu a utilização de um implante zigomático longo na região pterigoide que resultou numa penetração intracerebral. Um planeamento cuidadoso e a utilização de imagens de tomografia computorizada de feixe cónico podem ajudar a evitar algumas destas complicações. [59]

A principal razão para a utilização de implantes pterigóides é a disponibilidade de osso cortical denso para o encaixe do implante. Também ajuda a ultrapassar a necessidade de procedimentos de elevação e enxerto do seio maxilar. Isto pode encurtar o tempo de tratamento e pode permitir a carga imediata do implante pterigoide. Permite que uma prótese tenha extensões posteriores suficientes, o que elimina a necessidade de cantilevers distais prejudiciais. As desvantagens do implante pterigoide são a curva de aprendizagem e a sensibilidade técnica associadas ao procedimento, a proximidade de estruturas anatómicas vitais e a dificuldade de acesso para clínicos e pacientes. É radiograficamente difícil avaliar a perda óssea marginal à volta destes implantes devido à natureza da sua posição. [59]

A literatura é confusa devido à utilização de terminologia associada aos implantes colocados na região pterigoide. Os termos "implantes pterigóides", "implantes pterigomaxilares" e "implantes de tuberosidade" são utilizados indistintamente. O termo "implante pterigoide" foi definido pelo Glossário de Implantes Orais e Maxilofaciais (GOMI) como "a colocação de implantes através da tuberosidade maxilar e na placa pterigoide" e a tuberosidade maxilar é definida como "o aspeto mais distal do processo alveolar maxilar". Os autores que utilizam o termo "implante pterigomaxilar" implicam provavelmente que os implantes são colocados neste complexo, que envolve a tuberosidade maxilar, o processo piramidal do osso palatino e as placas pterigóides. Existem diferenças significativas entre os implantes pterigóides e os implantes da tuberosidade (Tabela I). Os implantes pterigóides têm origem na tuberosidade e a maior parte do seu corpo e ápice estão inseridos no osso cortical denso das placas pterigóides e do processo piramidal do osso palatino. As angulações destes implantes variam entre 45 e 50 graus em relação ao plano maxilar. [60]

Os implantes da tuberosidade têm origem no aspeto mais distal do processo alveolar maxilar e podem ocasionalmente envolver o processo piramidal, se especificado. É bem sabido que a região da tuberosidade é predominantemente composta por osso canceloso de Tipo III ou Tipo IV. Além disso, se um implante abranger apenas a região da tuberosidade, não tem necessariamente uma angulação de 45-50 graus como o seu homólogo pterigoide.

Utilizando dissecções de cadáveres, REISER investigou se os implantes colocados na região pterigomaxilar poderiam ser suportados pela tuberosidade maxilar, pelo processo piramidal do palato ou pelo processo pterigoide do osso esfenoide. Afirmou que, quando a qualidade e a quantidade da tuberosidade são adequadas, um implante pode ser colocado completamente dentro da tuberosidade; caso contrário, os implantes podem ser angulados de modo a que o ápice possa encaixar no processo piramidal ou pterigoide. Assim, por definição, todos os "implantes pterigóides" abrangem a região da tuberosidade, mas todos os "implantes de tuberosidade" não envolvem necessariamente as placas pterigóides. É necessário clarificar estas diferenças, uma vez que os resultados de sobrevivência destes dois implantes podem ser significativamente diferentes. Isto deve-se a diferenças na qualidade do osso, aos potenciais efeitos da carga fora do eixo e a complicações devidas a estruturas anatómicas. [60]

Normalmente, é utilizada uma combinação de osteótomos e brocas cirúrgicas com extensões longas, devido à natureza semi-cega do procedimento cirúrgico e à densidade óssea das placas pterigóides, e para minimizar o potencial de lesão de estruturas vitais. Embora relatos anteriores tenham defendido o uso de anestesia geral para a colocação de implantes nessa região, relatos mais recentes descreveram o uso de anestesia local. Algumas das complicações da colocação cirúrgica descritas na literatura incluem uma ligeira hemorragia venosa, um pequeno trismo, a colocação incorrecta do implante e um caso único de episódio contínuo de dor e desconforto. Um relato de caso recente descreveu a utilização de um implante zigomático longo na região pterigoide que resultou numa penetração intracerebral. Um planeamento cuidadoso e a utilização de imagens de tomografia computorizada de feixe cónico podem ajudar a evitar algumas destas complicações.

	Pterygoid implant	Tuberosity implant
1.	Defined as 'implant placement through the maxillary tuberosity and into the pterygoid plate'[24]. Originates in the tuberosity region and proceeds posteriorly and superiorly through the pyramidal process to engage the pterygoid plates[39,40].	Implants involving 'the most distal aspect of the maxillary alveolar process'[24]; may occasionally engage the pyramidal process of palatine bone if specified[29,34].
2.	Quality of bone surrounding the implant is dense cortical bone of the pyramidal process and the pterygoid plate[39,40].	Quality of bone surrounding the implant is predominantly cancelleous (Type 3 or Type 4) from the maxillary tuberosity[21].
3.	Angulation of the implants ranges from 45 to 50 degrees to the maxillary plane[21].	Angulation is predominantly vertical or depends upon the planned prosthesis.
4.	Vital anatomic structures involved with implant placement are internal maxillary artery, greater palatine artery, posterior superior alveolar nerve, pterygoid muscles, infratemporal fossa, pterygopalatine fossa, nasopharynx and sphenoid sinus[21,43].	Vital anatomic structures involved with implant placement are maxillary sinus and greater palatine artery.
5.	Technique sensitive and potentially higher risk of encroachment of vital structures[39,40,43].	Less technique sensitive and potential risk of encroachment to vital structures is lower.
6.	Visualization of the entire surgical site is not practically possible. Part of the surgery is semi-blinded[21].	Visualization of entire surgical site is possible.
7.	Radiographic assessment of marginal bone loss around implants is difficult due to nature of location[10].	Radiographic assessment of marginal bone loss is easier.
8.	Length of implants is usually long and ranges from 15 to 20 mm[39,40].	Length of implant varies.

Muitos autores relataram o uso bem sucedido dos implantes pterigoide e zigomático para casos de reconstrução de maxilas severamente reabsorvidas e defeitos maxilares. Ambos os implantes oferecem a utilização do osso cortical espesso para ancoragem do implante e aumentam a possibilidade de ancoragem bicortical ou mesmo tricortical, eliminando a morbilidade do local doador e/ou a infeção do material de enxerto. [63]

De acordo com a literatura, a dificuldade técnica, a infeção dos tecidos moles peri-implantares, a sinusite e a fratura da faceta protética são as complicações mais comuns relatadas com os implantes zigomáticos. Estas complicações podem estar relacionadas com as caraterísticas da superfície do implante, a conexão implante-pilar, o procedimento cirúrgico, a sobrecarga oclusal e o micromovimento do implante durante o funcionamento. Os implantes Basal Cortical Screw (BCS ®) são implantes basais com caraterísticas específicas. [62]

São concebidos com um comprimento alargado, até 55 mm, para serem inseridos a partir da direção da crista e ancorados de forma segura (osseofixados) no restante osso basal remoto, como a placa pterigoide dos ossos esfenoide e zigomático, proporcionando um envolvimento do segundo ou mesmo do terceiro córtex. A inserção de implantes convencionais nos ossos pterigoide e zigomático já foi descrita anteriormente. No entanto, a evidência relativa à utilização de implantes basais nestas áreas é limitada. Os implantes corticobasais, especialmente os BC®, são implantes de uma só peça caracterizados por uma ponta fina e penetrante que assegura uma rápida cicatrização dos tecidos moles, uma superfície polida lisa que melhora a saúde dos tecidos moles peri-implantares, uma prosperidade isoelástica que permite a flexão do implante sem comprometer a sua sobrevivência e a esplintagem dos implantes com uma estrutura metálica de suporte para uma melhor distribuição da força e para contrariar o cantilever do comprimento do implante; as placas horizontais dos implantes estão profundamente ancoradas no interior do osso basal (osseofixadas) com elevada estabilidade, reduzindo a possibilidade de micromovimento. Estas caraterísticas, para além da extensão higiénica da prótese, base da dentadura, justificaram a utilização destas próteses implanto-suportadas no presente caso, com uma taxa de sucesso suscetível de ser elevada. [62]

CONCLUSÃO

A maxilectomia apresenta frequentemente um desafio cirúrgico complexo devido à extensa remoção de osso e tecido. A reconstrução com implantes zigomáticos e pterigóides surgiu como uma solução promissora, oferecendo uma restauração funcional e estética. Os implantes zigomáticos fornecem ancoragem no osso zigomático, evitando a necessidade de enxertos em maxilares severamente reabsorvidos. Os implantes pterigóides ancoram no processo pterigoide, aumentando a estabilidade e o suporte para a reabilitação protética. Esta abordagem minimiza a necessidade de enxertos ósseos, reduzindo o tempo cirúrgico e a morbilidade. A reconstrução com estes implantes permite uma carga protética imediata, permitindo aos pacientes retomar as funções orais mais rapidamente. A técnica oferece resultados previsíveis com elevadas taxas de sucesso, melhorando a qualidade de vida dos pacientes no pós-operatório Os designs modernos dos implantes oferecem uma maior estabilidade biomecânica e osteointegração, permitindo uma carga imediata e melhores taxas de sucesso a longo prazo. As técnicas cirúrgicas, como o desenho assistido por computador/fabricação assistida por computador (CAD/CAM) e a impressão 3D, permitem uma colocação precisa dos implantes e soluções protéticas personalizadas, garantindo uma função e estética óptimas. Além disso, os avanços nos materiais e técnicas protéticos, como o desenho digital do sorriso e o planeamento cirúrgico virtual, melhoraram a precisão e a previsibilidade da reconstrução maxilar. Estes avanços reduziram os tempos de tratamento, melhoraram o conforto do paciente e melhoraram os resultados globais do tratamento... Em conclusão, a reconstrução da maxilectomia com implantes zigomáticos e pterigóides representa um avanço significativo na reabilitação oral. Proporciona aos pacientes uma solução duradoura, funcional e esteticamente agradável, realçando a importância da colaboração interdisciplinar e das técnicas cirúrgicas inovadoras na cirurgia oral e maxilofacial moderna.

BIBLIOGRAFIA

1) Ellis F, Patterson TJ. The treatment of advanced malignant disease by radiotherapy and surgery (O tratamento de doenças malignas avançadas por radioterapia e cirurgia). Br J Plast Surg. 1968 Jul;21(3):321-8.

2) Chapman JD, Urtasun RC. A aplicação na radioterapia de substâncias que modificam a resposta celular à radiação. Cancer. 1977 Jul;40(1 Suppl):484-8.

3) Olive PL, Durand RE. Nitroheterociclos fluorescentes para identificação de células hipóxicas. Cancer Research. 1983 Jul;43(7):3276-80.

4) Artzi Z, editor. Aumento ósseo por região anatómica: técnicas e tomada de decisões. John Wiley & Sons; 2020 Jul 13.

5) Dave, M.R., Yagain, V.K., e Anadkat, S. (2013) Um estudo das variações anatómicas na posição do forame palatino maior em crânios humanos adultos e o seu significado clínico. Int J Morphol 31 (2): 578-583.

6) Aggarwal, A., Kaur, H., Gupta, T. et al. (2015) Estudo anatómico do forame infra-orbital: Uma base para o sucesso do bloqueio do nervo infra-orbital. Clin Anat 28 (6): 753-760.

7) Fagan J. OPEN ACCESS ATLAS OF OTOLARYNGOLOGY, HEAD & NECK OPERATIVE SURGERY.

8) Song WC, Jo DI, Lee JY, et al. Microanatomia do canal incisivo utilizando a reconstrução tridimensional de imagens de microCT: um estudo ex vivo. Oral Surgery, Oral Medicine, Oral Pathology, Oral Radiology, and Endodontics. 2009 Oct;108(4):583-590

9) Lee, S.P., Paik, K.S., e Kim, M.K. (2001) Estudo anatómico do processo piramidal do osso palatino em relação à colocação de implantes na maxila posterior. J Oral Rehabil 28 (2): 125-132.

10) Nguyen, D.C., Farger, S.J., Um, G.T. et al. (2016) Estudo anatómico da via intra-óssea do nervo infra-orbital. J Craniofacial Surg 27 (4): 1094-1097.

11) Bidra AS, Jacob RF, Taylor TD. Classificação dos defeitos da maxilectomia: uma revisão sistemática e critérios necessários para uma descrição universal. O Jornal de odontologia protética. 2012 Abr 1;107(4):261-70.

12) Brown JS, Rogers SN, McNally DN, Boyle M. Uma classificação modificada para o defeito da maxilectomia. Head & Neck: Journal for the Sciences and Specialties of the Head and Neck. 2000 Jan;22(1):17-26.

13) Aramany MA. Princípios básicos do desenho de obturadores para pacientes parcialmente edêntulos. Parte I: Classificação. J Prosthet Dent 1978;40:554-7.

14) Wells MD, Luce EA. Reconstrução de defeitos do meio da face após a ressecção cirúrgica de tumores malignos. Clin Plast Surg 1995;22:79-89.

15) Spiro RH, Strong EW, Shah JP. Maxillectomia e sua classificação. Head Neck 1997;19:309-14.

16) 5. Umino S, Masuda G, Ono S, Fujita K. Inteligibilidade da fala após maxilectomia com e sem prótese: uma análise de 54 casos. J Oral Rehabil 1998;25:153-8.

17) Davison SP, Sherris DA, Meland NB. Um algoritmo para a reconstrução de defeitos de maxilectomia. Laryngoscope 1998;108:215-9.

18). Brown JS, Rogers SN, McNally DN, Boyle M. Uma classificação modificada para o defeito da maxilectomia. Head Neck 2000;22:17-26.

19). Triana RJ, Uglesic V, Virag M, Varga SG, Knezevic P, Milenovic A, et al. Opções de reconstrução com retalho livre microvascular em pacientes com defeitos de maxilectomia parcial e total. Arch Facial Plast Surg 2000;2:91-101.

20) Cordeiro PG, Santamaria E. Um sistema de classificação e um algoritmo para a reconstrução de maxilectomia e defeitos médio-faciais. Plast Reconstr Surg2000;105:2331-46.

21) Okay DJ, Genden E, Buchbinder D, Urken M. Diretrizes protéticas para a reconstrução cirúrgica da maxila: um sistema de classificação de defeitos. J Prosthet Dent 2001;86:352-63.

22) Yamamoto Y, Kawashima K, Sugihara T, Nohira K, Furuta Y, Fukuda S. Gestão cirúrgica de defeitos de maxilectomia com base no conceito de reconstrução de contrafortes. Head Neck 2004;26:247-56.

23) Carrillo JF, Güemes A, Ramírez-Ortega MC, Oñate-Ocaña LF. Factores de prognóstico no carcinoma do seio maxilar e da cavidade nasal. Eur J SurgOncol2005;31:1206-12.

24) Futran ND, Mendez E. Developments in reconstruction of the midface and maxilla (Desenvolvimentos na reconstrução da face média e do maxilar). Lancet Oncol 2006;7:249-258.

25) Rodriguez ED, Martin M, Bluebond-Langner R, Khalifeh M, Singh N, Manson PN. Reconstrução microcirúrgica de defeitos maxilares pós-traumáticos de alta energia: estabelecendo a eficácia da reconstrução precoce. Cirurgia plástica e reconstrutiva. 2007 Dec 1;120(7):103S-17S.

26) :Brown JS, Shaw RJ. Reconstrução da maxila e da face média: introdução de uma nova classificação. The lancet oncology. 2010 Oct 1;11(10):1001-8.

27) Durrani Z, Hassan SG, Alam SA. Um estudo de sistemas de classificação para defeitos de maxillectomia. Jornal da Associação de Dentisteria Protética do Paquistão. 2013 Dec 30;1(2):117-24.

28) Okay DJ, Genden E, Buchbinder D, Urken M. Diretrizes protéticas para a reconstrução cirúrgica da maxila: um sistema de classificação de defeitos. O jornal de odontologia protética. 2001 Oct 1;86(4):352-63.

29) (Cordeiro PG, Disa JJ. Desafios na reconstrução do terço médio da face. InSeminars in surgical oncology 2000 Oct (Vol. 19, No. 3, pp. 218-225). New York: John Wiley & Sons, Inc.).

30) Arce K. A almofada de gordura bucal na reconstrução maxilar. Atlas Oral Maxillofac

Surg Clin N Am 2007; 15:23 - 32.

31: Fernandes R. Reconstrução de defeitos maxilares com o retalho livre do antebraço radial. Atlas Oral Maxillofac Surg Clin N Am 2007; 15:7 - 12. Este estudo faz uma revisão da anatomia cirúrgica, técnica operatória, vantagens e desvantagens do retalho livre do antebraço radial aplicado à reconstrução maxilar.

32: Dalgorf D, Higgins K. Reconstrução da face média e da maxila. Current opinion in otolaryngology & head and neck surgery. 2008 Aug 1;16(4):303-11.

33: Moore BA, Magdy E, Netterville JL, Burkey BB. Reconstrução palatina com o retalho em ilha palatina. Laryngoscope 2003; 113:946-95

34: Bianchi B, Bertolini F, Ferrari S, Sesenna E. Reconstrução da maxila com retalho livre do reto abdominal e enxertos ósseos. Br J Oral Maxillofac Surg 2006; 44:526 - 530.

35: Zhong L, Chen G, Fan L, et al. Reconstrução imediata da maxila com enxertos ósseos suportados por enxerto de gordura bucal pediculado. Oral Surg Oral Med Oral Pathol 2004; 97:147-154.

36: Ward BB. Sistema temporal na reconstrução maxilar: retalhos do músculo temporal e da gálea temporoparietal. Atlas Oral Maxillofac Surg Clin N Am 2007; 15:33-42. Este trabalho oferece uma excelente revisão da anatomia cirúrgica e aplicação do sistema de retalho temporal para defeitos maxilares, com enfoque na técnica cirúrgica e cuidados perioperatórios.

37: Abubaker AO, Abouzgia MB. O retalho do músculo temporal na reconstrução de defeitos intra-orais: uma avaliação da técnica. Oral Surg Oral Med Oral Pathol 2002; 94:24-30.

38: Martin D, Pascal JF, Baudet J, et al. O retalho em ilha submental: um novo local doador. Anatomia e aplicações clínicas como um retalho livre ou pediculado. Reconstr Surg 1993; 92:867-873.

39: Parhiscar A, Har-El G, Turk JB, Abramson DL. Retalho osteofascial temporoparietal para reconstrução da cabeça e pescoço. J Oral Maxillofac Surg 2002; 60:619- 622. 40: Choung PH, Nam IW, Kim KS. Enxertos ósseos vascularizados para reconstrução mandibular e maxilar: o retalho osteofascial parietal. J Craniomaxillofac Surg 1991; 19:235-242.

41: Cordeiro PG, Santamaria E. Um sistema de classificação e um algoritmo para a reconstrução de maxilectomia e defeitos médio-faciais. Plast Reconstr Surg 2000; 105:2331-2346.

42: Deraemaecker R, Thienen CV, Lejour M, Dor P. O retalho livre serrátil-anterior-escapular: uma nova unidade osteomuscular para reconstrução após cirurgia radical da cabeça e pescoço [resumo]. Actas da Segunda Conferência Internacional sobre Cancro de Cabeça e Pescoço; 1988.

43: Coleman JJ, Sultan MR. O retalho osteocutâneo bipediculado da escápula: um novo retalho livre do sistema subescapular. Plast Reconstr Surg 1991; 87:682-692.

44: Bidros RS, Metzinger SE, Guerra A. O retalho osteocutâneo perforadorcapular da artéria toracodorsal (TDAP-SOC) para reconstrução de defeitos palatinos e maxilares. Ann Plast Surg 2005; 54:59-65

45: Swartz WM, Banis JC, Newton ED, et al. O retalho livre osteocutâneo da escápula para reconstrução mandibular e maxilar. Plast Reconstr Surg 1986; 77:530

46: Brown JS. Retalho livre da artéria ilíaca circunflexa profunda com o músculo oblíquo interno como um novo método de reconstrução imediata do defeito da maxilectomia. Head Neck 1996; 18:412-421

47: Futran ND, Wadsworth JT, Villaret D, Farwell DG. Reconstrução do terço médio da face com o retalho livre de fíbula. Arch Otolaryngol Head Neck Surg 2002; 128:161-166.

48: Genden EM, Wallace DI, Okay D, Urken ML. Reconstrução do palato duro utilizando o retalho livre do antebraço radial: indicações e resultados. Head Neck 2004; 26:808-814.

49: Alterman M, Fleissig Y, Casap N. Zygomatic Implants: Considerações sobre a colocação de próteses maxilares suportadas por implantes. Atlas das Clínicas de Cirurgia Oral e Maxilofacial da América do Norte. 2021 Sep 1;29(2):173-83.
50: TAMURA H, SASAKI K, WATAHIKI R. Inserção primária de implantes no osso zigomático após maxillectomia subtotal. Boletim da Faculdade de Medicina Dentária de Tóquio. 2000;41(1):21-4.

51: Schmidt BL. Reconstrução da maxila com implantes zigomáticos. Atlas das Clínicas de Cirurgia Oral e Maxilofacial da América do Norte. 2007 Mar 1;15(1):43-9.

52: Pasquale P, Ferrari F, Trevisiol L, Francesco NP. Reabilitação protética suportada por implantes Zygoma de um paciente após maxillectomia bilateral subtotal. Jornal de Cirurgia Craniofacial. 2013 Mar 1;24(2):e159-62.

53:Celakil T, Ayvalioglu DC, Sancakli E, Atalay B, Doganay O, Kayhan KB. Reabilitação protética suportada por implantes Zygoma de um paciente após maxillectomia bilateral. Jornal de Cirurgia Craniofacial. 2015 Oct 1;26(7):e620-2.

54: Trevisiol L, Procacci P, D'Agostino A, Ferrari F, De Santis D, Nocini PF. Reabilitação de um defeito médio-facial complexo através de uma prótese suportada por um implante zigomático e uma epítese nasal: uma nova técnica. Revista Internacional de Implantodontia. 2016 Dec;2(1):1-6.

55: Parel SM, Brånemark PI, Ohrnell LO, Svensson B. Ancoragem remota de implantes para a reabilitação de defeitos maxilares. The Journal of prosthetic dentistry. 2001 Oct 1;86(4):377-81.

56: Vosselman N, Merema BJ, Schepman KP, Raghoebar GM. Implante de zigoma sub-periosteal específico do paciente para reabilitação protética de grandes defeitos maxilares após ressecção oncológica. Revista internacional de cirurgia oral e maxilofacial. 2019 Jan 1;48(1):115-7.

57: Gandhi N, Gandhi S, Talwar H, Dhawan K. Reabilitação protética implanto-suportada

zigomática de um paciente com defeito maxilar Classe II c de Brown et al: Um relatório clínico. O Jornal da Sociedade Indiana de Dentisteria Protética. 2022 Jan;22(1):92.
58: Mittal S, Agarwal M, Chatterjee D. Reabilitação da maxila posterior com obturador suportado por implantes zigomáticos. Case Rep Dent. 2018;2018:3437417.

59: : Bidra AS, May GW, Tharp GE, Chambers MS. Implantes pterigóides para a reabilitação maxilofacial de um paciente com um defeito de maxilectomia bilateral. J Oral Implantol 2011 Jan 13.

60: Bidra AS, Huynh-Ba G. Implantes na região pterigoide: uma revisão sistemática da literatura. Revista internacional de cirurgia oral e maxilofacial. 2011 Aug 1;40(8):773-81.

61: Osman M, Ahmad AG, Awadalkreem F. Uma nova abordagem para a reabilitação de um paciente com maxilectomia subtotal com uma prótese suportada por implante basal de carga imediata: 4 anos de acompanhamento. Relatos de casos em odontologia. 2020 Feb 6;2020.

62:. S. Ihde e A. Ihde, Immediate Loading: Guideline to Successful Implantology, International Implant Foundation, Munique, 2010.

63: S. M. Parel, P.-I. Brånemark, L.-O. Ohrnell, e B. Svensson, "Ancoragem remota de implantes para a reabilitação de defeitos maxilares," Journal of Prosthetic Dentistry, vol. 86, no. 4, pp. 377-381, 2001.

64: Tulasne JF. Fixações osseointegradas na região pterigoide. In: Worthington P, Branemark PI, eds. Cirurgia de Osteointegração Avançada: Aplicações na região maxilofacial. Chicago, Ill: Quintessence Publishing; 1992;182-188.

65: Tamura H, Sasaki K, Watahiki R. Inserção primária de implantes no osso zigomático após maxillectomia subtotal. Boletim da Faculdade de Medicina Dentária de Tóquio. 2000;41:21-24.

66: Tulasne JF. Tratamento com implantes da dentição posterior ausente. Em: Albrektsson T, Zarb GA, eds. O Implante Osseointegrado Branemark. Chicago, Ill: Quintessence Publishing; 1989;103-108.

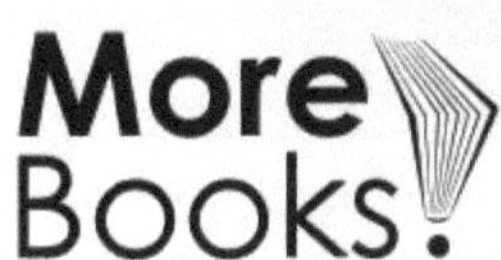

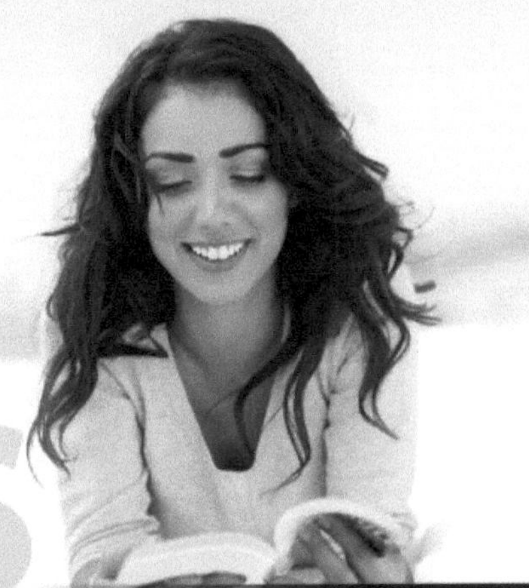

yes
I want morebooks!

Buy your books fast and straightforward online - at one of world's fastest growing online book stores! Environmentally sound due to Print-on-Demand technologies.

Buy your books online at
www.morebooks.shop

Compre os seus livros mais rápido e diretamente na internet, em uma das livrarias on-line com o maior crescimento no mundo! Produção que protege o meio ambiente através das tecnologias de impressão sob demanda.

Compre os seus livros on-line em
www.morebooks.shop

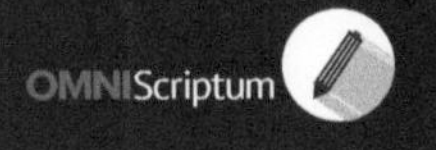

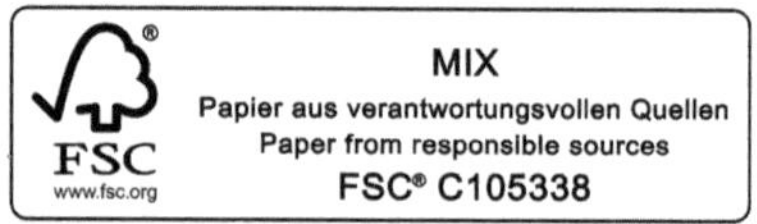

Printed by Books on Demand GmbH, Norderstedt / Germany